挑戦する脳

茂木健一郎
Mogi Ken-ichiro

a pilot of wisdom

まえがき

脳の働きを一言で表せば、「学習」するということである。脳は、決して完成しない。その学習のプロセスは終わりなき「オープン・エンド」な「旅」であり、一つの課題をクリアしたと思うと、必ず次の目標が姿を現す。

完成型がないからこそ、人生の楽しみがある。人間は、変わることに最大の喜びを感じる存在である。それでいて、変わることは不安で時に恐ろしいことでもある。脳の宿命が、学習することであり、変わることである以上、自分が更新されることに対する不安は、ぜひとも乗り越えなければいけない障壁の一つであろう。

「学習」と言えば、誤りが修正され、次第に「正解」に向けて成績が上がっていくプロセスだと思いがちである。しかし、学習の本体は、実は「挑戦」である。それは、常に未踏峰へのアタックのようなわかりやすいかたちをとるとは限らない。むしろ、挑戦は、私たちが気付かないうちに、日常の中に忍び込んでいる。文明から離れた山男だけが、あるいはベンチャー企業の経営者だけが「挑戦」を独占しているのではない。ごく普通の、私たちの日常の中に、「挑戦」は遍在しているのだ。

「挑戦」とは、文脈を乗り越えていくことである。「大学入試」や「語学検定」といった特定の「文脈」の中で学習し、次第に正答率を上げていくことも、確かに一つの「挑戦」ではある。しかし、それは生という現場が私たちに提供する「挑戦」の本来の大らかさからは遠い。文脈にとどまっていては、生の本来の挑戦はできない。文脈を乗り越えること、あるいは、そもそも文脈さえもがないような状況に身をさらし、その中で踊り続けることが、生の本来の挑戦である。

誰も見ていないところで、誰も見ていないからこそ、踊り続けるのだ。

私たちは、困難な時代に生きている。グローバル化に伴うさまざまな混乱は、世界各地に共通のことではあるが、私たち日本人は、そのことを、より一層、骨身にしみて感じているのではないか。

かつて、日本は「課題先進国」と言われた。高齢化や、経済の停滞など、世界のさまざまな国がこれから直面するであろう課題を、日本人が真っ先に受け止めていると認識されていたからである。

ところが、日本を取り巻く状況は、「課題先進国」というような生やさしいものではなくなってきた。端的に言えば、カオス。「課題先進国」というような徴表が示唆するような、線形で穏やかな変化ではなく、待ったなしの暴風雨のような状況に、私たちは置かれてしまっている。そして、鈍感だった「ゆでガエル」たちもまた、自分たちの周囲の水温がどうやら上がってきているらしいことに、そろそろ気づいているのだ。

だからこそ、私たちは、「挑戦」を始めなければならない。今までの日本のように、大学入試や、語学検定や、あるいは新卒一括採用のように、文脈が定められた中で線形の穏やかなチャレンジをするのではなく、むしろ文脈そのものから飛び出さなければならない。そのことは、過去、長い間言われてきたし、私自身もそのことに何度も言及してきたが、昨今の日本の状況は、いよいよその課題が待ったなしになったということを示している。

本書『挑戦する脳』は、集英社の「青春と読書」に二〇回にわたって連載されたものを加筆、修正してまとめたものである。このように一冊にまとまった本としてこれらのテクストたちを読んでみると、私にとって、この本が一つの「画期」になるという身の引き締まるような思いがある。

担当編集者は、この連載がゲラになったとき、「いやあ、名著ですよ」と言って下さった。とてもそのような評価に値するとは思えないが、素直にうれしかった。連載のときに進行した個人的、及び社会的なさまざまな状況が符合して、本書が、一種独特の成り立ちを得たことは、事実だと思うからである。

連載が始まるとき、日本はすでに困難な状況にあった。「失われた十年」が、「失われた二十年」に及ぼうとしていて、人々の間には時代の閉塞感が高まっていた。

そんな中で、私は、ぜひ、人間の脳の持っている「挑戦」の素晴らしい能力について、書いてみたいと思っていた。脳が、いかに、逆境に立ち向かうことから「創造性」を引き出すか、その神髄を書いてみたい。魂の危機（emergency）が、文化の創発（emergence）に通じるその道を、描き出してみたいと思っていた。

脳が、いかに挑戦するか、そのことを書くことが、私たち日本人を、最も深いところで勇気付ける。そのように信じていたのである。たとえば、「みんなに合わせろ」という同化圧力が高い社会の中で、いかに「非典型的な」脳が、自らの落ち着き場所を見つけるか。

あるいは、誰にとっても避けられない運命である老いや死に対して、脳はどのように向き合うか。そのようなさまざまを、困難に立ち向かっている日本人の脳へのエールとして書いてみたいと思って、連載を始めたのである。

連載も後半に入り、忘れもしない、二〇一一年三月十一日。東日本大震災が起こった。大津波が東北から関東にかけての太平洋岸を襲い、福島の原発事故が、現在に至る暗い影を日本社会全体に落とすこととなった。

「あの日」以来、日本を取り巻く困難は、より深いものになった。数多くの尊い人命が失われたという、とりかえしのつかない悲劇。そして、津波の浸水地域の土地利用をどうするか、あるいは日本の原子力政策をどうするかという、待ったなしの、しかして容易には解きほぐせないほど複雑な問題の数々。

私たちは、もはや、自分たちが簡単な処方箋《しょほうせん》のない困難の中にあることを認めている。そんな状況において、自分たちの内面を、じっと見つめている。見つめるだけでなく、何らかの行動をしたいと思っている。誰の胸の中も、何だかざわざわし始めた。高杉晋作や坂本龍馬など、幕末の志士たちの物語を「ファンタジー」として消費する時代は、終わった。確かに、現代の日本は幕末に似ているのかもしれない。私たちは、何ものかの終わりに直面しているのかもしれない。しかし、もはやファンタジーを楽しんでいるだけでは、私たちの気持ちが済まなくなってきた。私たちは、今、何かをしたいのだ。

新たな挑戦の物語。それが、書かれ、実行されるまでには、まだ少し時間が必要なのかもしれない。しかし、熟慮のための資料は、それが美酒であれ苦い薬であれ、準備しておくに越したことはない。願わくば、私たち日本人のこれからの挑戦のための一助になればいい。そんな願いを込めて世に送り出すのが、本書である。

難しさの本質は、未来が、容易には見渡せないという事実の中にある。明日がどうなるかわからない、というのは、日本全体だけではなく、私個人も同じことだ。今までの人生がベストだったとは思っていないし、これからも同じように生きていけば足りるとも感じていない。私自身が変わりたい。挑戦を続けていきたい。そんな中で、日本や、世界に対して、何らかのささやかな貢献をしたい。では、そのためにはどうすればいいか。魂の探求（soul searching）を重ねていったら、こんな本ができ上がった。

日本が佇《たたず》んでいるうちに、世界は激しく動いている。この本が、ウィキリークスなどの動きに触発された「リヴァイアサン」をテーマとした最終章で閉じているのは、振り返れば示唆的である。連載最終回を書いているとき、私は、こんな終わり方はまるでぽんと結論なしに投げ出すようなものだと感じていた。同時に、それでいいのだとも思った。

今、こうして一冊の本にまとまって原稿を読み返してみると、最後をあのように終えたのは正解だったと確信されてくる。

私たちは、まるで、自分をぽんと投げ出すかのように世界に向き合わなくてはならないのだ。この世に生まれ落ちたときがまさにそうだったし、これからも、何度もそのように私たちと世界は、更新されようとしている。その中で、「挑戦する脳」の物語は続いていく。

読者が、この本を読み終えるその瞬間から、それぞれの人の、「挑戦する脳」の物語が始まる。私はそう信じている。

CONTENTS

イラストレーション／中島梨絵

1 暗闇の中を手探りで歩く

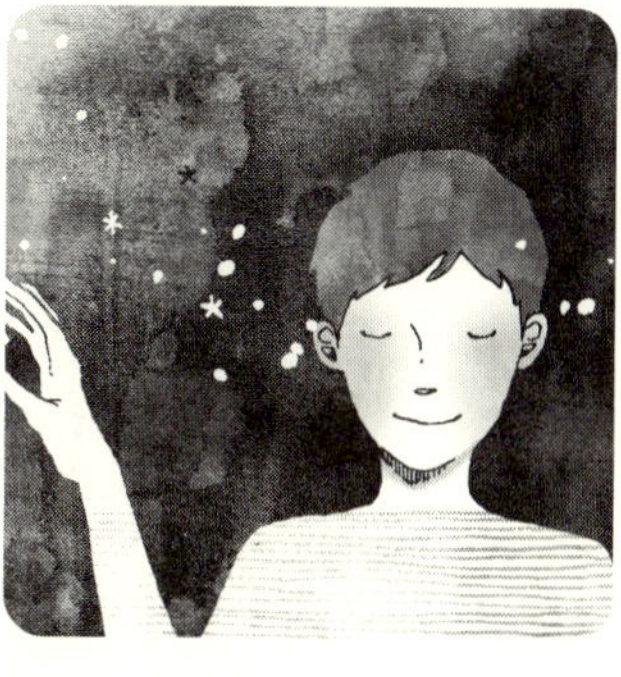

人間の脳は、「オープン・エンド」。生きている限り、一生学び続ける。何歳になっても、学ぶのをやめてしまうことはない。それが、現代の脳科学が示している一つの真実である。

しかし、「学ぶ」という言い方は、実際に起こっていることを考えれば本当はいささか穏やか過ぎるかもしれない。そこには、どことなく、「自分」というものは変わらないままに、ただ少しずつ改善していくだけといったニュアンスがある。

本当に起こっていることは、時にもっとドラマティック。人間の脳は、「挑戦する脳」。

学びのプロセスの中で、今までに経験したことがないような新しい世界に侵入し、その中で自分の存在を確立させようと奮闘する。その結果、自分自身が変わってしまう。

赤ちゃんが、ハイハイを始める。ハイハイから、伝い歩きをする。やがて、二足でよちよちと歩き始める。そのようなステップの一つひとつを通して、次第に自分の世界が広がっていく。今までになかったようなさまざまなことを経験し始める。それが、脳の本来のあり方である。

「学ぶ脳」から「挑戦する脳」へ。張り付けられるメタファーの変化が、新たな脳の見方を開く。関係ないように見えるものどうしが結び付けられる。そうして、私たちの人間の見方が、また一つ深くなる。

私たち人間の脳は、いかに「挑戦する」存在であるか。挑戦を通して、私たちはいかに変わっていくか。そのことを、これから考えていきたいのである。

一つ、浮かび上がってくる光景がある。

あれは、高校二年生のときだった。私の通う学校に、クラス交流としてある高校の生徒たちがやってきた。

私たちは、教室の机に思い思いに座った。約一時間、お互いの生活のことを話した。ごく普通の、とりとめのない会話。話し終えたときに、心の奥どうしが触れあえたような、そんな確かで温かい感触が残ったのである。

私たちの学校を訪問したのは、視覚特別支援学校の生徒たち。生まれつき、あるいは人生の途中から視覚を失った同世代の仲間たちと、語らいの時間を持った。あの日のことが、今に至るまで忘れがたい。

最初は、身構える気持ちがなかった、と言えば嘘《うそ》になる。目が見えずに、生活の上でいろいろと不自由があるだろう。人には言えないような苦労も経験しているに違いない。そんな人たちからさまざまなことを聞き、一方で自分のことも語るという「役割」が果たせるのかどうか。私は、心許《こころもと》なく感じていた。

当時私は十六歳。人生のことも、世間のことも、大してわかってはいなかったように思う。もちろん脳科学にもまだ関わってはいないし、脳をめぐる知識も余りない。そんな私が、視覚特別支援学校の生徒たちを迎えるに当たって身構えてしまったことも、ある意味では仕方がないことだった。

今ならば、人間の脳の驚くべき潜在能力を知っている。視覚を失っているという状況の下で、脳が代償や学習といった機能を発揮して、どれほどのことができるかを知っている。

しかし、そのときの私には、そんなことを考える力も余裕もなかった。人間の脳というものが、容器の形に合わせて姿を変える水のように、いかに多くの様相を呈するものか、私は知らなかった。私は、まだ「挑戦する脳」に出会っていなかったのだ。ただ、人として、そのようなときにはどのように振るまえば良いか、という漠然とした倫理のようなものがあっただけだった。私は、実に心細い心持ちだったのである。

その日、私たちは一人ひとりパートナーを割り当てられた。私の前に座ったのは、細長い顔の男の子だった。対面してしばらく経ったころから、さまざまな「気付き」が生まれた。たとえば、「私からは彼が見えるのに、彼には私が見えないんだ」ということ。相手の表情をいくら見つめても、恥じらいやためらいが生まれてしまうことがない。そのことに気付いて、実はドキドキもしたのである。

日常生活においては、自分がある部分を注視しているということが、相手に対する心理的なメッセージともなる。「見る」「見られる」という関係性が、注視点のやりとりを通してダイナミックに変貌《へんぼう》していく。そのような「晴眼者」どうしのコミュニケーションに慣らされている身からは、こちらがどこを見ているのか、全く気にしないかのようなその子の態度は、いかにも大らかでゆったりしたものに感じられた。

次第に、私の脳もまた、彼の様子に感化されてやわらかな状態へと変わっていった。最初の戸惑いを越えれば、あとは同時代を生きる高校生どうし。学校生活や、文学、音楽、将来のことなどさまざまなトピックについて話が弾んだ。その子は、ラジオ番組に詳しくて、「この番組が面白い」「こんなことが話題になっている」と教えてくれた。「聞く」ということ全般に歓びを抱いていることが伝わってきた。

最初にあった構えが、いつの間にか嘘のように消えていた。急速なこだわりの消滅は、今振り返れば、彼が私の視点の行き先を全く気にかけていなかったことによるとしか思えない。

人間の脳は、一つの情報を与えられることでかえってそこに「居付いて」しまうことがある。ある情報が入ってこなくなることは、一つの「喪失」であるようでいて、その実は大きな「自由」の獲得へとつながることがある。

視線をやりとりすることは、相手の心を読み取る上で大切な働きである。それと同時に、場合によってはコミュニケーションを縛る桎梏《しっこく》にもなる。あの日、対話を通して半ば無意識のうちに受け取ったそのようなインスピレーションが、後々私が人間の脳について考える上で深い意味を持つことになったのである。

今振り返っても素晴らしいと思うのは、その子が、自分が視覚において「不自由」であるということにこだわってはいなかったこと。そんなことは気にせずに、自分の人生を楽しむということに、全身全霊をかけているように見えたこと。

とりわけ、「耳を澄ます」という態度の純度が心を動かした。私たちも、目に見えないものに耳を傾けるということはある。しかし、私たちは余りにも視覚に依存し、それに左右されているがために、目に見えないものの気配を懸命に探るという態度が、人生の中で時々しか訪れない。

晴眼者たちもまた、見えないものを探ろうとする。しかし、視覚に頼ってしまいがちなために、見えないものを探るという態度が徹底しない。一方、私の前に座った男の子をはじめとして、視覚特別支援学校の生徒たちは、「見えないものを探ろうとする」という態度において、卓越しているように感じられた。

見えないからこそ、思い切り挑戦できることがある。見えてしまうがために、かえって挑戦できないことがある。

「どんな状況においても、人間の脳は挑戦しようとする」。しかし、その挑戦の障害となっていることに、案外気付かないままでいる。

言葉で表現すれば、そのような確信が私の胸の中に植え付けられた。そして、その心的表象の「種」は歳月とともに次第に大きく成長していくこととなったのである。

ところで、視覚特別支援学校の生徒たちと話したころ、私は将来の計画については明確なイメージを持っていた。

私は科学者になる。そして、私たち人間が世界の認識をする、そのあり方を変えたい。認識の革命を起こしたい。そんな熱に浮かされたようなことを考えて、毎日高校までの道を通っていた。

むろん、自分が本当にそのようなことができるのか、確信があったわけではない。ただ、認識の革命にチャレンジしなければ生きている意味がない。極端なことを言えば、そのような思い込みが胸の中に育まれていたのである。

そもそも、私が科学者を志すようになったきっかけは二つあった。

一つは、小学校に上がる前に、母親が私を近所に住む大学で昆虫学を専攻している学生さんに引き合わせたこと。もともと虫が好きだったが、その人との出会いによって、私は本格的に蝶《ちょう》の採集をするようになった。当時渋谷にあった「志賀昆虫店」に通っては、専門的な採集道具を買い込んだ。蝶や蛾《が》に興味を持ち、研究する大人たちが集まる「日本鱗《りん》翅《し》学会」にも顔を出すようになった。

もう一つのきっかけは、小学校五年生のときにアルベルト・アインシュタインの伝記を読んだこと。アインシュタインは、子どものころに方位磁石を買ってもらったことをきっかけに、宇宙の神秘に目覚めた。なぜ、磁石はいつも同じ方向を指すのか。そこには、汲《く》めども尽きぬミステリーの源泉があるようにアインシュタインは感じたのである。

ティーンエイジャーのころ、アインシュタインは、光を光のスピードで追いかけたらどうなるかという疑問を持った。そうして、その問いをしつこく追いかけ続けた。

約一〇年後、探求は「相対性理論」として結実した。物理学における画期的な新理論。

世界の認識の仕方の革命。ギムナジウムをドロップ・アウトし、大学でも教授に逆らって冷や飯を食わされた異端児が、ついには大いなる発見を成し遂げたのである。

アインシュタインの人生は、まさに「挑戦」の連続。人類の誰もがまだ考えたことのない問題について、粘り強く考える。そのような生き方に、強く惹《ひ》き付けられた。

未だ人類の誰も考えていない理論について、成功する保証もなく、辛抱強く考える。そのようなプロセスについて、アインシュタインは、「暗闇の中を手探りで歩く」ようなものだと表現している。そのような探求者の姿に、高校生の私は強く惹き付けられた。アインシュタインの論文を読んだり、伝記を買い集めたりして、自分の尊敬する知の巨人についてできるだけ多くのことを知ろうと努めた。倫理社会の授業の課題では、「先哲」としてアインシュタインのことを取り上げた。

今でも、アルベルト・アインシュタインは、私にとって生き方のかけがえのない師であり、あこがれである。

視覚特別支援学校の生徒たちと話したこと。アインシュタインについて考えたこと。高校のときに経験した二つのことは、長い間直接関係のない二つの事象として、私の中で認識されていた。どちらもかけがえのない経験ではあるが、そのかけがえのなさは、別のベクトルを向いていると考えていた。

ところがある時期から、目の見えない同世代の男の子と対話して思い浮かんだことと、アインシュタインの伝記や論文に触発されたことが、本質において同じことであるように思えてきた。そう気付いてみると、脳について学び、研究しつつあったことのさまざまなことが、腑《ふ》に落ち、うまく整理されるように思えてきた。

アインシュタインも、視覚特別支援学校のあの男の子も、同じように「挑戦」をしている。私たち一人ひとりが、生きている限り「挑戦」を続けている。私たちは、一人ひとりが「挑戦する脳」である。そんな確信のようなものが、私の中に芽生え始めたのである。

2 発見の文法

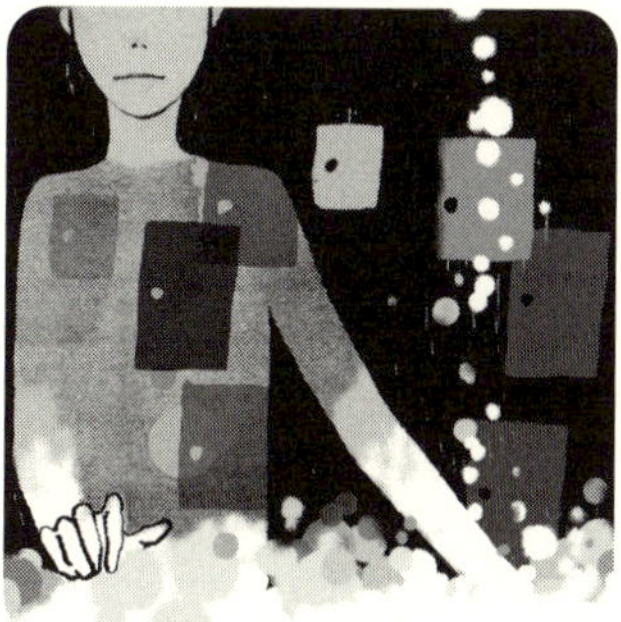

未だ人類の誰もが考えていない理論について、成功する保証もない中で、辛抱強く考える。1章で述べたように、そのようなプロセスについて、「暗闇の中を手探りで歩く」ようなものだと表現したのは、相対性理論を作った天才物理学者、アルベルト・アインシュタインだった。

この「暗闇の中を手探りで歩く」というメタファーが、単なるたとえには留まらないということを、私は確信している。そのような道筋の上にしか、自分の将来はないものと思い定めている。

暗闇の中で、自分が置かれた環境を視覚障害者とともに「探検」していくイベント『ダイアログ・イン・ザ・ダーク』。もともとドイツで始まったこの試みが、東京でも経験できるようになった。

『ダイアログ・イン・ザ・ダーク』の、最大の知覚的驚きと喜びを引き出すために周到に用意された空間の中で、さまざまなことを発見することを重ねるうちに、次第に「新しい次元」へと覚醒《かくせい》していく自分があった。

部屋の中に入って一〇分か二〇分が経っていたとしても、それでもなおも発見がある。「こんなところにまだこんなものが」という新たな驚きとの「出会い」。それは、普段の生活の中ではなかなか遭遇できないような、魂を震わせる斬新《ざんしん》な事態であった。

普段、視覚に頼ることに慣れている私たち。一つの部屋に入れば、あっという間にその中にあるものを「一覧」してしまう。だから、一〇分後、二〇分後に、皮膚感覚で言えば「すぐ横」に新たな発見があるなどとは思っていない。

視覚というものの便利さと「暴力性」。もちろん、小さなもの、隠れているものを見落としてしまうことはある。それでも、大枠はわかっている。把握していると思い込んでしまっている。

一方、視覚に頼ることができない暗闇の中では、触覚で実際に確認した部分空間以外は、全くの未知の領域である。手を「x」の場所まで動かしたとしても、「x」からたった五センチ分右には、想像を超えるような巨大な物体が潜んでいるかもしれない。自分の手が経過した空間の蓄積のすぐ横に、自分の命のあり方を変える重大な事態が待っているかもしれない。たとえそうだとしても、そのことを、私たちは知ることができない。

もちろん、音の反響を通して、空間の大体の成り立ちがわかる場合もある。だが聴覚認識の助けを借りたとしても、視覚が持つ「一覧性」に比べれば、皮膚を通した知覚の「検索性」の程度は遥《はる》かに落ちる。結局は、一つひとつ、触れて確かめていくしかない。世界は、すぐ横に思わぬものを隠し抱いている。視覚に頼らずに自分の周囲の実在を確かめていくことには、そのような新鮮な世界認識に私たちを導く効果がある。

もともと、私たちの脳は一人の冒険者としてこの世に産み落とされる。新生児は、自分の身体の範囲がどこまでであるかを知らない。自分の身体に手が接することで「触る」

「触られる」が同時に起こる、「ダブル・タッチ」と呼ばれる知覚が生じることにより、自分の身体の範囲がどこまでであるかを探索していくのである。

新生児は、自分の身体の有り様を、外から写真を撮るような特権的かつ網羅的な視点を通して把握してしまうのではない。まさに、暗闇を手探りで歩くようなやり方で、一つひとつ、自分の身体の部分を「検索」していくのである。

英国の哲学者、ジェレミ・ベンサムが考案した、少数の監視者が全体を総覧できる構造「パノプティコン」。ミシェル・フーコーは、ベンサムの議論を受け継ぎ、『監獄の誕生』において社会の中の監視システムへとパノプティコンという概念を一般化した。パノプティコンは、中央集権的な管理社会というディストピアの象徴としてしばしば言及されるようになる。

ベンサムやフーコーの論旨は、一見、極端なように思える。しかし、偏っているのはおそらくメタファーに魅せられる私たちの方である。視覚に頼っている私たちは、知らず知らずのうちに、「パノプティコン」的な世界の見方に慣らされている。そのことで、私たちは確かに多くのものを得ている。その一方、すべてを一気に見てしまう、見てしまっていると思い込んでいることでかえって、この世から巧みに隠されている豊饒《ほうじょう》なものたちに十分な注意を向けていないきらいがある。

本当は、慣れ親しんでいる風景のすぐ横に、全く未知の何かがあるかもしれない。ほんの少し見方を変え、眺める角度を工夫することで、斬新なるものごとの有り様が立ち現れてくるかもしれぬ。視覚に縛られている者にとっては、どうやってそのような鮮烈な感覚を取り戻すことができるかがむしろ課題となる。

暗闇で模索する時間の中で、世界がもう一度匂《にお》い立つような驚きを回復する。『ダイアログ・イン・ザ・ダーク』の経験は、そのような生命更新の機会となる。あたかも新生児に戻ったような、実在に対するいきいきとした向き合い方が自分の中に立ち上がる。そうして、一歩先には何が待っているかわからぬという世界の中に、視覚障害者たちは最初から生きているのだということを悟る。宇宙は深い。発見の喜びだけが、私たちの命を本当の意味で支えてくれる。

視覚の一覧性に頼らずに世界に向き合うことは、知の探求者としての人間の基本姿勢へと通じる。

概念の空間は、目に見ることができない。手にとって「ほら、これ」と指し示すこともできない。半ば常識と化した今までの知見のすぐ横に、全く知らぬ斬新なものの見方が隠れているかもしれない。

十七世紀オランダの哲学者バルフ・デ・スピノザの考えるような、無限で、完全なる存在としての「神」ならば、あらかじめすべてを見通すことができるかもしれない。しかし、有限の存在である私たちには、あらかじめすべてを把握することなどできない。有限の存在だからこそ、意志を持ち、希望を持ち、はかりごとをすることができる。

ティーンエイジャーのときに「光を光のスピードで追いかけたらどうなるか」という疑問を抱いたアルベルト・アインシュタイン。アインシュタインが、相対性理論を生み出そうと苦闘したその日々は、まさに暗闇の中を手探りで進むようなものだった。

概念の世界においては、私たちは誰も晴眼者ではない。概念の世界を直接見ることができない人間にとって、思考するとは、すなわち、慣れ親しんだ概念のすぐ横に全く未知の概念が潜んでいるかもしれない、そんな空間の中を手探りで歩くこと。ひょっとしたら、何度も通り過ぎている思考の道筋のすぐ横に、問題を解くための重大なヒントが隠されているかもしれない。それでも、概念の空間を一覧することができない私たちは、気付かぬままにいるのかもしれない。

概念世界におけるパノプティコンを、人類は手に入れていない。たとえば、方程式の立て方。そこには無限の可能性がある。ほんの少しの項の違いが、画然たる結論の相違に帰結する。私たちは、無限という大海を前に、呆然《ぼうぜん》と佇む一人の旅行者である。

アインシュタインが黒板に向かい、「$E=mc^3$、いや違う、$E=mc^4$、これも違う、$E=mc^5$、これでもない……」と次々に式を書き「×」で消している風刺画を見たことがある。言うまでもなく、「質量」と「エネルギー」の等価性を示す相対性理論における「正解」は「$E=mc^2$」。漫画自体は他愛もない冗談に過ぎないが、私たちが考えるということは、いかに見通しが悪いかということを思い起こさせてくれる。

概念世界の圧倒的大部分を、私たちは知らない。後でより詳しく調べればよいと、「一覧」して「あたり」をつけることもできない。人類が直面している大問題を解決するための重大なヒントが、私たちが今まで探った概念空間の「五センチ横」にあるのかもしれない。私たちは、それを知らないだけなのかもしれない。すべてを総覧する全能の「神」から見れば、人間は何と無力なことだろう。

時間の流れは、なぜ止めることができないのか。ぼんやりと見えていた「未来」が、「今、ここ」の鮮烈なる「現在」となる。やがて、それは「過去」へと流れ、記憶の中でかすかに想起されるだけの存在になる。そして、やがて私たちは死ぬ。このような時間のミステリーは、私たち人間にとって解きがたいもののように思われる。しかし、本当は、今まで何度も通り過ぎている概念経路のすぐ横に、新たな見通しを立てるための「黄金の鍵」が転がっているかもしれない。

それは、すぐには鍵とさえ判然としないものなのかもしれない。目で見て黄金だとわかるのは一瞬である。しかし、触ることでそれが永遠の輝きを持つと悟るには、どれほどの時間が経過しなければならないのだろう。

朝、目が覚めると、それまで何もなかったのに「私」という存在が生じる。物質である「脳」に、いかにして「心」が宿るのか。イギリス出身の哲学者、コリン・マッギンは、人間には意識の謎《なぞ》は解けないという「認知的閉鎖」という考え方を唱える。

果たして私たちに時間の流れや意識の起源といった難問は解けるのかどうか？　これら

の紛れもない神秘を挙げるまでもなく、私たちは、すぐ横に何があるのかわからない、鼻をつままれるまでその存在に気付かないような認知的暗闇に包まれている。

古代ギリシャの哲学者ソクラテスが強調した「無知の知」。どんなに智恵ある者でも、知らないことの方が多い。そもそも、「知性」ということ自体が、有限の立場でしか成り立たない属性である。どこまでいっても知性は有限のものでしかないとすれば、「無知」であることを自覚することだけが、最高の知性のあり方となるのであろう。

スピノザは、私たち人間はついつい自分の中の最高の性質を神に当てはめ、神においてはその性質がより洗練されると考えてしまうのだと警告した。「知性」を持つということは、すなわち「知性」の外もあるということである。神は、最高の「知性」を持つ存在なのではない。神は、有限の立場に立つ人間のありったけの「知性」を遥かに超えた存在でなければならない。

「虚無の空間の永遠の沈黙は、私を戦慄《せんりつ》させる」。十七世紀フランスの数学者にして哲学者のブレーズ・パスカルはそう慨嘆した。私たち人間が、本性においていかに弱く、小さな存在かということ。周囲を一覧して把握してしまうことに慣れている私たち「晴眼者」

は、かえってそれを忘れてしまっている。

たまには、目を閉じてみよう。そうして、新しい部屋へと、入ってみよう。自分を包む空間の中に、一体何があるのかわからない。手を伸ばし、触れ、探った範囲のすぐ横に、思わぬものが潜んでいるかもしれない。そのようにして、沈黙と、そして暗闇と測り合うことを通してしか、私たちは無知の知の原初へと還《かえ》ることができない。

知の探求者は、どこかぎこちない表情をしている。世界を達観した者のどこかナメた顔《かお》貌《かたち》から、新しい知は生み出されるのではない。あたかも、自分の身体範囲をダブル・タッチを通して確かめる新生児のような、途方にくれた挑戦の中にこそ、有限なる人間が仰ぎ見る「神」への漸近線《ぜんきんせん》はかいま見えるのだ。

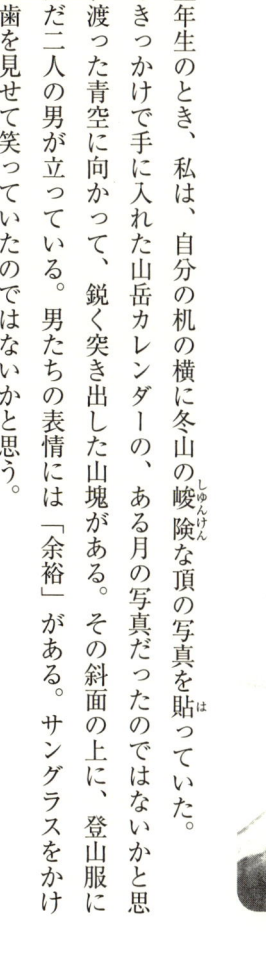

3 「挑戦」の普遍性

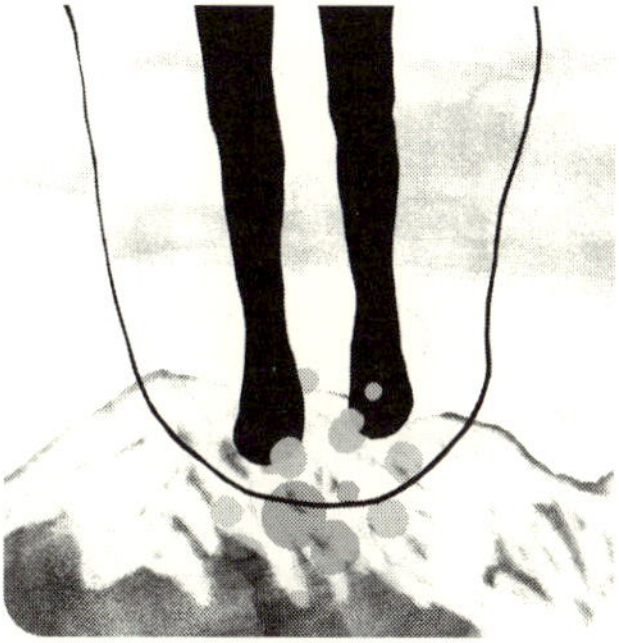

小学五年生のとき、私は、自分の机の横に冬山の峻険《しゅんけん》な頂の写真を貼《は》っていた。何かのきっかけで手に入れた山岳カレンダーの、ある月の写真だったのではないかと思う。晴れ渡った青空に向かって、鋭く突き出した山塊がある。その斜面の上に、登山服に身を包んだ二人の男が立っている。男たちの表情には「余裕」がある。サングラスをかけて、白い歯を見せて笑っていたのではないかと思う。

少しでも油断をすれば滑り落ちてしまいそうな、そんな急な氷雪の傾き。生命の危険が、すぐ足もとにある。それでも、男たちは笑っていた。まるで、自分たちがそのような冒険の真《ま》っ直中《ただなか》にいるということを気にもかけていないかのように歯を見せていた。

あのころ私がそのような写真を熱心に眺めていたのは、「挑戦」という考えにあこがれ、とりつかれていたからだろう。雪山の写真に向き合っては、自分を鼓舞していたのである。

ものごころついたころから、「挑戦」することが好きだった。蝶を採り始めてしばらく経ったころ、家の近くの神社の森に一週間通いつめて、ようやくの思いですばやく飛ぶゴマダラチョウを捕まえた。小学校に上がってすぐに挑戦したことの一つは、「なわとび」だった。二重回しを何回できるか、友人たちと競い合ったのである。

最初は、そもそも二重回しが一回もできない。どうしても、二回目で縄が足に引っかかってしまう。小学一年生には腕力がないし、縄をそんなに速く回せはしない。それに、高く跳び上がることもできないから、縄が足にかかってしまうのも仕方がない。それでも続けているうちに、ようやく跳べるようになった。一生懸命練習して、二重回しは一〇〇回以上できるようになった。

続いて、三重回しに挑戦した。こちらは、さらに難しかった。二回足を通すのに比べて、単純計算で一・五倍速く回さないと間に合わない。力をぐんと入れるが、どうしてもうまくいかない。思い切りジャンプして、落ちるときには足を縮めたりしたが、それでもうまくいかない。何しろ、猛スピードで回している。縄が足に当たると、痛い。練習していたのは、真冬だったと記憶している。そのころは半ズボンだったから、縄が当たると、猛烈な苦痛が走る。あまりに痛くて、しばらくそのあたりを跳び回ったこともあった。

それでも、やめない。そのうち、どうやら事態が改善し始めた。縄が片足を通り過ぎてかかったり、踏んづけてしまったりするようになったのである。

ようやくのこと、三重回しができた瞬間のことは、忘れられない。すーっと、嘘のようにスムーズに縄が足の下を通っていった。ドスンと尻餅《しりもち》をついたが、この上なくうれしかった。まさに、天にも昇るような気持ちだった。

そのときの私たちを取り囲む「映像」は、まるで映画でも観ているように鮮明に残っている。私たちは、今はもうなくなってしまった小学校の木造校舎の、下駄箱の土間で練習をしていたのだった。男の子が数人。女の子も数人。私が三重回しに成功した瞬間を目撃した子は、残念ながらいなかった。私自身と、（もしいらっしゃるならば）「神」だけが目撃者だった。「三重回しできたよ！」と友だちに言ってまわった。「すごい！」と一緒に喜んでくれる子もいれば、「そうかあ」と曖昧《あいまい》な顔をして笑っている子もいた。けれども、皆一様に、「自分も三重回しをやりたい」と刺激を受けていた。

人間の中には、自分ができないことに挑戦したいという抑えがたい本能のようなものがある。子ども時代を振り返ってもそう思う。だからこそ、作家は今まで誰も書いたことのない小説をものしようと苦闘するし、冒険家は未踏峰の征服を目指す。科学者は未知の自然法則を解明しようと精力を傾け、政治家は困難な政策課題を解きほぐすことに野望を抱く。

私自身、小さなことから少し大きなテーマまで、さまざまな事柄に挑戦してきた。なかには、一生挑戦しても達成が困難なのではないかと思えるようなこともある。たとえば、意識の中のクオリア（質感）がどのように生み出されているのかという心脳問題への取り組みがそうである。それでも、挑戦し続けたいと思う。人間は、挑戦し続けることによって、新しい領域を切り開いていくものではないか。

もちろん、挑戦には、さまざまなレベルがある。一〇〇メートル走で世界記録を出そうと試みているアスリートと、三重回しで四苦八苦している小学生の挑戦は、もちろん同列には論じられない。その一方で、挑戦には、それが成長のどの過程で訪れるにせよ、共通の性質もある。そうして、その共通の性質を見きわめることが、「挑戦する脳」である人間の芯《しん》をとらえる上で大切となる。

挑戦して達成したときの喜びは、どのようなレベルでそれが行われているかということと無関係である。私の中には、遠き日、小学校の下駄箱の横で三重回しに挑戦していて、ついに縄が自分の足下を通っていった瞬間の、跳び上がるような達成感の記憶がある。あの瞬間の、異界に通じたような、何とも言えない高揚は忘れることができない。

挑戦するという姿勢において、人間の精神には普遍的なダイナミクスがある。それを支える脳回路の機能がある。今後、ライフワークである心脳問題を解明しようという私の努力の中で、何らかのブレイクスルーが起こるとしたら、そのときの爽快感《そうかいかん》、喜びは、三重回しに初めて成功して、足の下を縄が猛スピードで通過していったあの日の経験と通底するものだろう。その感覚が訪れることを楽しみに、私は営為を重ねている。

挑戦というものが、人生のいろいろな様相の中で、かたちを変え、文脈を異にして繰り返し現れるものであるということ。そのことを正しく見きわめることが大切である。絵に描いたような「グランド・チャレンジ」だけでなく、自分の人生におけるほんの些細《ささい》な「挑戦」をも正当に評価すること。自分の身体を動かし、感覚のフィードバックを受け取り、そうして脳の神経系の結合パターンをアップデートしていく。そのような学習の普遍的なプロセスにおいて、「挑戦」が持つゆるやかで豊饒な意味合いを手放してはいけない。

人生の真ん中に、「挑戦」を置く。そのようなコンセプト・ワークに成功すれば、受験や就職といった人生の局面で「失敗」し、打ちひしがれ、無力感にとらわれている人も勇気付けられるだろう。「失われた十年」が「失われた二十年」となり、すっかり沈滞してしまっているようにも見えるわが日本にも、新たな「挑戦」の様相が見えてくるだろう。

何よりも、「挑戦する」ということが、すべての動物の中でもとりわけ人間の脳において果たしている大切な役割を見きわめることが必要である。未知の領域に挑戦してきたからこそ、人類は文明を築き上げてきた。新たな技術を生み出し、文化の深層を掘り起こしてきた。人間とは、挑戦し続ける存在である。挑戦することこそが、人間の存在理由。挑戦することをやめてしまったら、人間は人間以外の何ものかになってしまうことだろう。

この文章を書いている時点で、私は、博士号をとって脳の研究を始めてから、ちょうど一七年目の春を迎えようとしている。この間、脳について、さまざまな視点から研究してきた。生物物理の研究室で大学院時代を過ごし、研究対象を脳に転じてから二年が経とうとしていた冬には、生涯の最大の研究テーマである「クオリア」の問題に出会った。

その後、脳の視覚の不思議に心を惹き付けられて探求したり、身体イメージの問題を考えたり、不確実性に対する、脳の感情の回路の働きを考えたり、「化粧」を通して、人間の脳が「見られる」ということに対してどのように働くかというテーマを検討したり、さまざまな探求を重ねてきた。

その中で、人間が生きる上で避けることができない「偶有性」の問題という大きなテーマにも出会った。完全に秩序がないわけでもない。かといって、十分に予想することができるというわけでもない。規則性とランダム性が入り混じった「偶有性」という状況に対して脳がどのように対応するか。ここには、私たち人間の脳を考える上での本質的な問題が横たわっていると考えるに至った。

最も大きな問題は、クオリアと偶有性がどのように結び付くかである。数学者の藤原正彦さんの美しい比喩《ひゆ》をお借りすれば、「クオリア」と「偶有性」は、今のところ二つの独立した山容のように私たちの前に現れている。たとえば、ヒマラヤと、アメリカのロッキー山脈の中にそれぞれある山頂のように。しかし、藤原さんがある数学の定理をたとえて表現したように、よく見ると、二つの山頂の間に、かすかな虹の橋がかかっているかもしれない。私たちが努力を続けていけば、いつかはその虹の架け橋の一端が見え始めるかもしれない。

探求を続ける中で今、「挑戦」ということを人間の脳のあり方を考える上での中心的概念として立てることの必要性を感じる。とりわけ、一見関係のないように見える異なる局面における脳の働きを、「挑戦」という視点から統一的に見たい、そのように強く思う。

アルベルト・アインシュタインが相対性理論を生み出そうと、未知の概念空間の中で苦闘する。小学生が、三重回しを成功させようと、縄を足にぶつけながら飽かずに何度も繰り返す。視覚なしに生活する人が、聴覚や触覚や、その他の感覚を総動員して、かえって視覚に頼っている人には気付きにくいことに出会う。病気や事故などでハンディキャップを負ってしまった人が、懸命にリハビリに取り組む。

創造性の科学と、スポーツ。リハビリテーション。ハンディキャップ。今まで私たちが勝手にそれぞれ異なるカテゴリーに属すると分類してきた人間の営みが、統一的に、豊かな結び付きの中に把握される。そのような道筋が見えてきている。そのようにして人間の営みの意義、脳の働きの素晴らしさを把握することで、私たちは脳についてもっと自由な視点を手に入れることができるのではないかと思う。

昨今の日本のメディアの中での「脳」の論じられ方は、あまりにも機械的であった。すでに脳にはある一定の「機能」があって、脳を「鍛える」とは、そのような定まった「機能」を表す数値を改善することであるというような、割り切った論が流行してきた。そのような文脈にとらわれてしまっていること自体が、日本の沈滞と関係している。

脳が成長するとは、もっと劇的な現象である。今まで通らなかった縄が足の下を通っていく三重回し成功の瞬間のように、自分自身の身体感覚が変わるのである。新しい自分になる。世界の見え方が一新される。そのような「挑戦」を続ける存在として人間の脳をとらえなおそうとするとき、私の心の中には、小学生のときに机の横に貼っていた、あの山岳写真の峻険で冷え冷えとした、気持ちが引き締まるような風景がよみがえってくるのだ。

4 非典型的な脳

何が「普通」で、何が「普通でない」か。その区分けは難しい。とりわけ、人間の脳のように複雑な構造をしているシステムについて、何が「普通」で、何が「普通でないか」と断じることは困難である。私たちは、日常の中で、気楽に「あいつは普通じゃない」「異常だ」などと口にする。これらの言明は、「政治的に正しくない」だけでなく、多くの場合、科学的な根拠にも乏しい。たとえ根拠があったとしても、その意味は限定されたものになる。

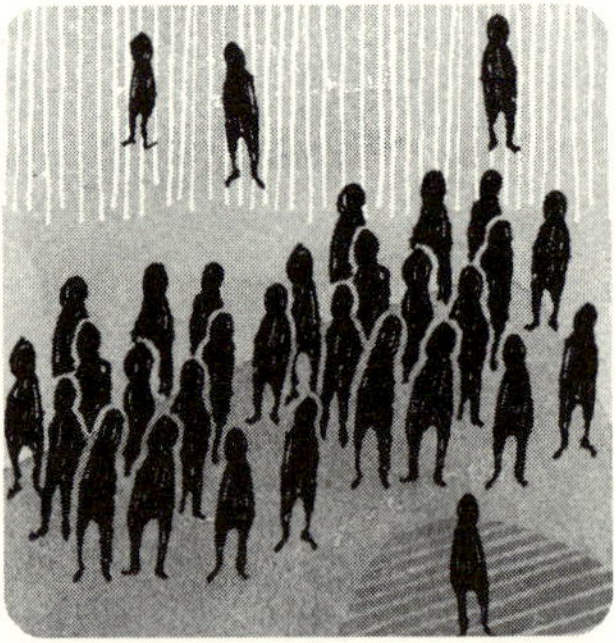

「普通」(normal)という言葉には「それが正しい」というような価値判断が忍び込みやすい。そのような懸念を払拭《ふっしょく》するためには、むしろ「典型的」(typical)という言葉を使う方が適切かもしれない。ある特定の性質に着目すれば、その限りにおいてある人がどれくらい「典型的」かを論じることができる。しかし、身長や身体の大きさなどに「これでなければならない」という「普通」の値など、本当は存在しない。あるのは、「典型的」な値だけ。たとえ典型的でなかったとしても、価値が下がるというわけではない。

統計的な立場からは、ある集団の中の要素について「典型的」かあるいは「非典型的」かという判断がある程度下せるのは、ある一つの性質について、どのような「分布」をしているかわかっているときである。

集団が、平均値のまわりに分布している。平均値の周囲の人が、一番多い。平均値から下ないしは上にずれていくに従って、あてはまる人が減っていく。真ん中にピークがあり、両側に向かってなだらかに下っていく。大抵の性質は、そのような分布、いわゆる「正規分布」となる。

数学的な意味で厳密な正規分布でなくても、この世の中のさまざまな性質は、正規分布に近似されるものが多い。たとえば、試験の点数の分布がそうである。ある人が「普通」であるかどうかということは、その平均値からの「ズレ」がどの程度のものかを考えればよい。

集団の中に存在するばらつきの目安となるのは、各値から平均値を引き、それを自乗したものを平均した「分散」、及びその平方根をとった「標準偏差」。ある人の値が、標準偏差を基準として平均値からどれくらいずれているか？ これによって、ある値が「典型的」かどうかがわかる。模試の成績についてくる、いわゆる「偏差値」は、このようなずれを表した数値である。

集団の分布の中で平均値からそれほど外れていない範囲にいる人は「典型的」ということになる。一方、中心からのずれが大きい場合、その人は「非典型的」な存在である。もちろん、このような分類は、あくまでもそこで着目している一つの性質に関わるものであって、別の基準を持ち出せば「典型」「非典型」の分類も変わる。

総合的な視点から、「典型」「非典型」を論ずることもできる。人間の脳を特徴付ける記憶、空間認識、言語、運動、感情、対人コミュニケーション、不確実性に対する態度などの属性について、それぞれ定量化し、その値の分布の平均からのずれを評価する。そのことによって、ある人物が集団の中でどのような位置を占めているかについて論ずることができる。

人間の脳は、一生学習を続けている。その結果、次第により多くのことを学び、理解し、新しいものを創造したりできるようになる。学ぶことで、記憶の量や、結び付きの多様さ、操作の豊かさが次第に増大する。次第に「高み」へと至るという意味では、学ぶことは「登山」に似ている。

「登山」の仕方には、典型的なものもあれば、非典型的なものもある。登攀《とうはん》ルートが異なる。登るときの方法が違う。学校の教育法は、そこに投入される社会的資源の制約などから、典型的な子どもに照準を合わせている。その中ですくすくと育っていくのはいわゆる「優等生」。しかし、落ちこぼれてしまうような「劣等生」でも、学習していないというわけではない。学習法が典型的ではないというだけのことである。

人類の歴史を振り返れば、非典型的な脳の持ち主の中に、興味深い可能性が見いだされてきた。アルベルト・アインシュタインは、五歳になるまで殆《ほとん》ど言葉を喋《しゃべ》らなかったという。今日の基準から言えば「学習障害」だったのではないかと推定される。そのアインシュタインが、長じて、「相対性理論」によって人類の認識の革命を起こしたのである。

非典型的な脳の持ち主の中に潜む素晴らしい原石。もっとも、その原石は、周囲の理解と愛情がなければ、なかなか光らない。学校などの社会制度は、典型的な脳に合わせて作られている側面がある。非典型的な脳は、その成育の過程でどうしても周囲とさまざまな摩擦を起こす傾向がある。その摩擦を、非典型的な脳を非難するきっかけにするのは最悪である。「みんなちがって、みんないい」という金子みすゞの精神を実践できるか。理解されずに光らないままでいる原石は、社会のさまざまな場所に潜んでいるはずだ。

非典型的な脳ほど、その本質を理解する上では、常識にとらわれない大胆な発想と、異質なものを思い描く想像力が必要となる。多くの場合、本当に試されているのは非典型的な脳の持ち主その人ではなく、それに向き合っている周囲の方なのである。

たとえば、対人関係のコミュニケーションが苦手な「自閉症」の人たち。自閉症が引き起こされる脳内メカニズムは、まだ完全にはわかっていない。自閉症の人たちは不確実なことを避けようとし、決まった手続きや配列を好む傾向がある。

「自閉症」は、ある傾向を持った脳の持ち主を指し示す言葉であるが、絶対的な分類ではない。明確に区別されるのではなく、むしろゆるやかに属性が分布する。「自閉症スペクトラム」という言葉が示すように、一つの基準では測り切れないのである。

自閉症の人たちの一部には、「サヴァン」と呼ばれる特別な能力を示すケースがある。常人では考えられないような記憶力を持っていたり、ある年のある月日が何曜日かを即座に言い当てる「カレンダー計算」ができたり、あるいは複雑な計算を瞬時にこなすなどの目覚ましい力を持つ。一度聴いた曲を正確に再現することができる人もいる。サヴァン能力は、人間の脳の中にある潜在的な可能性を示すとともに、私たちの心のあり方が本来多様なものであることを示して、教訓的である。

サヴァン能力を示すのは、自閉症の人だけとは限らない。何らかの理由で非典型的な脳となった人の一部が、サヴァン能力を発揮するものと考えられる。

人間の脳の成り立ちは複雑で、多様である。脳の一〇〇〇億の神経細胞がお互いにどのように結合し、パターンを作るか。その組み合わせの数は、無数にある。組み合わせのユニークさに着目すれば、どのような人の脳も、それが一つのあり方だという意味において

「典型的」であり、同時に個性的であるという意味においては「非典型的」でもある。
非典型的な脳の持つ潜在能力は、時に私たちの想像を遥かに超える。

『レインマン』（一九八八年）は、ダスティン・ホフマンがサヴァン能力を持つレイモンド・バビットを演じた映画である。レイモンドの弟を、トム・クルーズが演じた。映画で描写されたレイモンドの能力は、驚異的だった。床に散らばった爪楊枝《つまようじ》の数を一瞬で当ててしまう。ウェイトレスの名前のタグを見て、そこから電話番号を言い当ててしまう。ウェイトレスは、なぜそんなプライベートなことを知っているのかと驚く。実際には、レイモンドは電話帳を読むのが趣味で、読んだ名前と番号をすべて記憶してしまうのである。

レイモンドのモデルとなったのが、キム・ピーク（一九五一年生まれ、二〇〇九年死去）。脚本家のバリー・モローが一九八四年にキム・ピークに会ったことが、映画『レインマン』が誕生するきっかけとなった。

キム・ピーク自身は自閉症には分類されないが、映画の中ではレイモンドは自閉症として描かれた。自閉症や、サヴァンといった、非典型的な脳の持ち主についての一般の理解を深める上で、映画は大きく貢献した。『レインマン』は興行的にも成功し、批評家たちからも高い評価を得る。一九八九年三月に発表されたアカデミー賞で、『レインマン』は作品賞、脚本賞、監督賞、主演男優賞を受ける。主演男優賞はレイモンドを演じたダスティン・ホフマン、脚本賞はバリー・モローとロナルド・バスに対して与えられた。

バリー・モローは、作品のモデルとなったキム・ピークに対する感謝を表すために、キムにオスカー像をプレゼントする。このことが、キムに大きな勇気を与えることになった。キムと父親のフラン・ピークは、それ以来、どこに行くときもオスカー像を持ち歩くようになった。街で出会った見知らぬ人にも、キムが『レインマン』のモデルであることを説明して、オスカー像を見せる。「持ってみますか?」とオスカー像を渡す。アカデミー賞のトロフィーを手にするというのは、滅多にある体験ではないから、多くの人が喜ぶ。

結果として、『レインマン』に対して与えられた脚本賞のオスカー像は、史上最も多くの人の手に抱かれたアカデミー賞のトロフィーとなった。

人々に『レインマン』のモデルとして認識されることによって、キム・ピークは自信を持つようになった。街で出会った人に対して、日付から曜日を当てる「カレンダー計算」

を披露して喜ばせたり、勇気付けるような言葉をかけたりするなどして、コミュニケーションを図るようになったのである。

この、世界一有名なサヴァン能力の持ち主を、私は訪問したことがある。テレビ番組の取材だった。キムとフランの父子を、アメリカ合衆国ユタ州のソルトレイク・シティ郊外に訪ねたのである。

ピーク父子が住んでいたのは、中心街からしばらく車を走らせたところにある、落ち着いた住宅地。ドアをノックすると、中からまずはフラン・ピークが、続いてキム・ピークが現れた。

キムは、会ってすぐ、私の肩を強く抱いた。そうして、「あなたは素晴らしい人だ」と言葉をかけてくれた。

キムの第一印象は強烈だった。何かとてつもなく密度の濃いプロセスが、キムの脳の中で進行している。そのことで、キムは常に「夢中」になっている。だから、私たち「典型的」な人間のように、余裕を持って外部に注意を払うということができない。その代わり、キムは、自分の内面世界の中を、ものすごいスピードで疾走している。

私が一つの言葉を発する。すると、キムの神経細胞ネットワークの中に、次から次へと連想の渦が生まれる。その速度と広がりが尋常ではないので、常人にはついていけない。やがて、キムは一つの言葉を返す。その言葉は、キムの脳裏で何度もこだまし、反響し、醸成されてきたもの。そこに顕《あらわ》れているのは、典型的な人間の脳のプロセスとは違うものの、深く、厚みのある知性だった。私は、キムの言葉を聞いて、しばし考え込んでしまった。

キム・ピークの横にいることは、一つの未知の宇宙をのぞき込んでいるかのような体験だった。私はキムという存在を畏怖《いふ》し、同時に限りない敬愛の気持ちを抱いたのである。

5 誰でも人とつながりたい

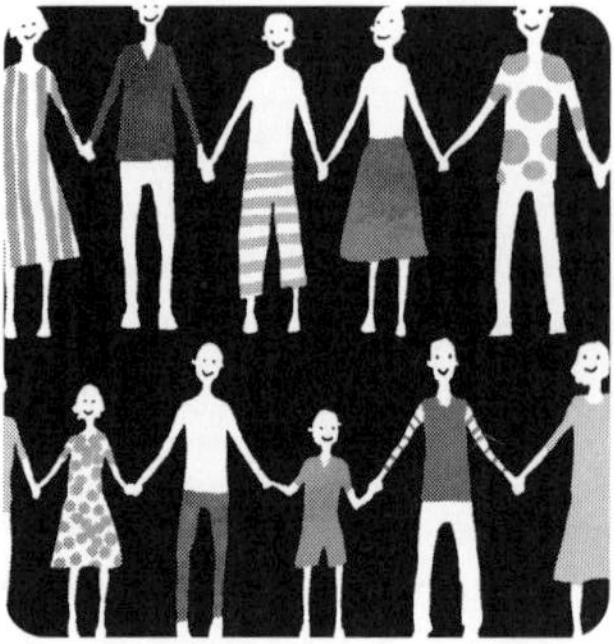

映画『レインマン』のモデルとなったキム・ピークを取材したときの話を続ける。キムと父親のフランが住んでいるソルトレイク・シティには、一八三〇年にジョセフ・スミス・ジュニアによって始められたキリスト教の新会派、「末日聖徒《まつじつせいと》イエス・キリスト教会」の本部がある。「末日聖徒イエス・キリスト教会」は「モルモン教」の通称で知られ、アメリカ合衆国をはじめとして各国に多くの信者がいる。

行く前から、モルモン教のことは気になっていたが、街に着くと、予想以上の存在感だった。中心部には大きな白い教会があり、通りを歩いていると、とても目立つ。のぞき込んでみると、何だかのんびりした雰囲気である。信者でなくても入ることができるというので、空き時間ができたときに訪れてみた。

ゆったりとした服を着た男の人や女の人がいて、とても親切に説明してくれる。始祖であるジョセフ・スミス・ジュニアは、どのような人だったのか。信者たちは、どのような教えを守り、何を大切に生きているのか。信者ではない私にも、分け隔てなく、説明してくれた。

科学者の間には、イギリスのリチャード・ドーキンスのように、神は幻想であり、宗教には害が多いと説く人もいる。私自身は、特定の宗教を信じたり、一つの団体に関わったりはしない。おそらくは、今後もしないと思う。それでも、ある宗教を信じている人の話を聞くことは、大切なことだし、かけがえのない営みであると考える。

表面的な言葉遣いの違いにとらわれてはいけない。そもそも、スピノザの体系においては、神とは身体も意志もない無限の存在である。神の名前が違うと言っても、スピノザ的に言えば同じことかもしれない。宗教上の問題だけではない。見かけ上の違いを超えて、人間には深い部分で共通点がある。そもそもの幸せを求める気持ちに変わりはない。そうして、幸せの条件、方程式のようなものも、人と人との間で案外変わりはしない。

人類の歴史を見ると、「人種」や「宗教」が異なる人を差別したり、排斥したり、反発したりといった「反感」のモティーフが、数多くの争いをもたらしてきた。時には、別のグループと認識された人たちが、根絶やしにされたりもした。その一方で、表面上の違いを超えて、深い部分での共通点を見つける「共感」のモティーフも常に存在した。インターネットが新しいかたちでの人類の共鳴回路を開いている今日、「反感」よりも「共感」こそが人類の文明を良き方向に導いてくれるということは、誰の目にも明らかになってきている。

人間は、その本質においてはそれほど変わってはいない。宗教の名前や、服装の違いや、話す言葉の差異は表面上のことに過ぎない。問題は、そのような変数を超えて、いかに奥にある「普遍的にして人間的なもの」を見きわめるかということだろう。それができないというのは、尊重されるべき一つの意見などではなくて、単なる想像力の欠如、怠慢に過ぎぬ。

あの日、モルモン教の教会で私にさまざまなことを説明してくれた人たちが使っていた言葉は、確かに、私が普段使う言葉とは違っていた。しかし、だからといって、彼らが私と根本的に異なる人間だとは、思わなかった。幸せを求め、自分の営為が報われることを願い、そうして人生の目的は何なのかを探り続けるその気持ちにおいては、彼らと私で何も違いはしない。

ツイッターなどのウェブ上のメディアを通して、瞬時に「関心」や「志向性」の共同体を作ることが可能になった時代。人々が、言葉や国の壁を越えて自由に結び付く動きが出てきている。そんな新時代にふさわしいのは、表面的な差異にこだわる「反感」ではなく、異なる立場やあり方を越えて、「普遍的にして人間的なもの」を求める「共感」のモティーフだろう。それが、時には困難であっても、私たちを未来に導く唯一の道である。

ソルトレイク・シティで会ったキム・ピークは、多くの驚くべき能力を持つサヴァンと呼ばれる人たちの中でも、とりわけ特異な能力に恵まれていた。子どものころから、読んだ本の内容はすべて記憶してしまっていた。目を通した本は、「読み終わった」ことを示すために、逆さまに置いておくのがキムのやり方だったという。

キムの本の読み方は、一風変わっていた。左の目と右の目で、それぞれ左の頁と右の頁を同時に読んでしまうのである。そのようにして「スキャン」された情報は、キムの脳の中にそのまま定着されてしまう。その情報を、キムはすべて完璧に覚えているのである。

左と右の目で別々の情報を取り込むというキムのやり方は、彼の脳の特別な構造に関係していたのかもしれない。MR画像による診断の結果、キムの脳は、通常の人ならば存在する左脳と右脳をつなぐ構造（脳梁《のうりょう》）が生まれつき欠損していたことがわかった。このような特別な構造を持っていたため、キムの大脳新皮質の左側と右側は、独特の発達を遂げたと考えられるのである。

通常、視野の右半分から入った情報は脳の左半球で、視野の左半分から入った情報は脳の右半球で処理される。キムは、右目で右視野、左目で左視野の情報を処理することによって、それぞれ左半球、右半球の脳回路を活用し、効率よく記憶を定着させていたと考えられる。

キムの脳の中に存在した記憶は、明らかに厖大《ぼうだい》で、そして正確なものだった。そのことは、父親のフランなど、キムの近くにいる人の証言からも明らかであり、また、ソルトレイク・シティに滞在中に私が経験したことからも推測される。その一方で、キムの記憶能力について、科学的な研究をすることは、きわめて困難なことでもあった。それくらい、キムの脳と、それに基づく行動は「非典型的」なものだったのである。

ある人物の記憶能力を検証するためには、その人に「被験者」となってもらい、さまざまな課題を遂行してもらわなければならない。たとえば、あるジャンルの記憶について、一定の時間内にどれくらい答えられるか、客観的な立場から検証し、それが通常の被験者の示す能力に比べてどれくらい高いのか、統計的な検定をして確認しなければならない。

そのためには、同じような課題を何度も繰り返してもらわなければならない。課題のデータ数がある程度蓄積されないと、統計的に処理することができないからである。また、課題に取り組むに当たっては、幾つかの指示に従ってもらわなければならない。回答する制限時間や、回答の方法など、一定のやり方を貫かないと統計的に均質な「アンサンブル」として扱うことができないのである。

キムに会ってすぐに、そのような研究を彼について行うのはとても難しいことがわかった。キムは、落ち着きがない。家の近くのベンチにキム、父親のフラン、そして私の三人で腰掛けて話していても、いつの間にか立ち上がってふらふらとどこかに行ってしまう。そんなキムをカメラが追いかけた。

身体の動きだけではない。何か質問をして、それに答えたとしても、キムの連想はすぐに別のところに飛んでいってしまう。一つの記憶がよみがえることによって、それに関連した多くの記憶の事項が想起され、常人では考えられないようなスピードで連想のネットワークが広がっていってしまうようなのである。

たとえば、ある野球選手について質問をする。すると、その選手が何年に何本ホームランを打ったという答えが返ってくる。そこで終われば次の質問にいけるが、キムは、その年に公開された映画を思い出して、出演していた女優のことを話し始める。やがて、女優に関係する出来事から、全く異なるトピックへと連想が進んでいく。

もちろん、私たちのように「普通の」脳を持った人でも、一つの出来事から連想を膨らませていくということはある。キムの場合には、その連想のスピードが、尋常でないほど速く、そうして正確なのである。

キムの連想の道筋は時に常人の想像を超えるほど突飛で、ついていくのが時に難しかった。キムの人生にずっと寄り添ってきた父親のフランでさえ、キムが一体どのような道筋で何を思い付いているのか、追いかけ切れず、しばらく後になってようやく、キムのある発言が、「ああ、あのときはこんなことを言っていたのか」と腑に落ちることがあるのだという。キム・ピークは、ある意味では統計的な処理を前提とする通常の科学的記述を超えた存在だったのである。

さまざまな意味で「普通ではない」キムだったが、そんなキムの才能が花開いたのは、人間としてごく普通の欲望がきっかけだった。それはすなわち、人に認められたい、コミュニケーションを通してつながりたいという関係性の欲求である。

何よりも大きかったのは、父であるフランの存在だった。一人では着替えることさえ難しいキム。フランは、息子のキムと一緒に暮らしながら、日常の生活の細々としたことをサポートしてきた。フランの理解と思いやりに満ちた手助けがなかったら、キムは生活することさえ難しかったろう。

それに加えて、キムの能力が人々を喜ばせると「発見」したことも大きかった。誰かに会うと、キムは真っ先に相手の誕生日を聞く。さっそく、その日が何曜日で、関連する出来事は何であったか答える。厖大な記憶を正確に引き出すというキム自身にとってはごく当たり前のことが、接した人々にとっては驚異であり、喜びの源泉である。そんな事実を発見することで、キム・ピークは「救われた」のである。

とりわけ、自身がモデルとなった『レインマン』が、アカデミー賞脚本賞を受けたことは大きかった。前にも述べたように、脚本家のバリー・モローが譲ってくれたオスカー像を、キムとフランの父子はどこに出かけるときにも持ち歩いた。オスカー像を見せて、手に持たせてあげると、誰もが喜ぶということを知っていたからである。

キム・ピークの脳は特別なもので、その記憶は驚異的なものであった。また、彼の振るまいも非典型的なもので、父のフラン・ピークの助けがなければ通常の社会生活を営むことも難しかった。それにもかかわらず、キムが生きることを支えていたのは、私たち「普通の」人間と変わらない、他人とつながりたいという欲望、人に喜んでもらうことの喜びだった。キム・ピークという一人の「サヴァン」の人生の物語は、大切なレッスンを私たちに伝えてくれる。

人のあり方はさまざまであり、生きる上でのスタイルもいろいろである。そのような「異なる」という多様性を尊重することは、大切なことである。

その一方で、人間には誰であっても変わることのない普遍的な価値があり、共通する思いがある。宗教上の違いであれ、脳の発達の仕方の相異であれ、表面上の差にとらわれずに、いかに「共感」の回路を切り開くか。ともすれば人と人との間に壁を作る表面的な差異という「砂漠」の下に隠れた「共感」という清流を見いだすこと。そのことこそが、現代人にとって最も切実な「挑戦」となるのである。

6 偶然を必然とする

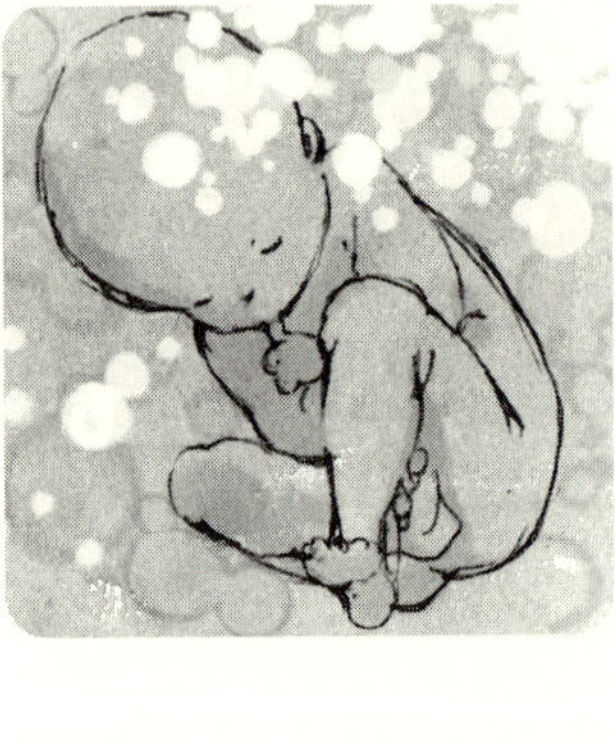

私たちの脳が「挑戦する脳」であるということの背景には、私たち自身の存在をめぐる根本的な状況がある。「挑戦する」ということが原理的なことである以上、私たちは決して「挑戦する」ことから逃れることはできない。そうして、脳の挑戦においては、負の資産が時に跳躍台となり、欠損が剰余への先駆けとなるのだ。

人間の脳には、想像力があるから、現実ではない／現実にはない、さまざまなことを思い描くことができる。

どんな自分でも有り得た。しかし、なぜか、「今、ここ」の自分になってしまった。そのことの不可思議さ、不条理が、私たちが人生について考える上での出発点となる。そうして、脳もまた、そのような限定の中で「挑戦」を続けていくのである。

「相対性理論」を生み出した物理学者のアルベルト・アインシュタインに思想的な影響を与えたオランダの哲学者スピノザは、その主著『エチカ』の中で、「神」を、あらゆる意味における「絶対的な無限」であるととらえた。私たちは、しばしば「人格神」のイメージを思い浮かべる。身体を持ち、知性に満ち、意志を持つ存在としての「神」。しかし、スピノザは、神はそもそも絶対的な無限なのだから、「身体」や「知性」、「意志」といった、「有限の」属性とは無縁であると断じた。

スピノザの立場は徹底している。『エチカ』で展開される「証明」によれば、人間の善き行いに報い、悪しき行いを罰するような「神」は存在しない。そのような主体性のあり方は、この宇宙の中である特定の時間と場所を占める存在、すなわち「有限」の立場に置かれた存在において、初めて妥当性を持つからである。スピノザの基準を適用すれば、今日の殆どの宗教が採用している「教典」の中の「神」は、「絶対的な無限」ではないという意味で、本来の意味における「神」ではないということになる。

私たち人間は、言うまでもなく「有限」の存在である。歴史の中のある時点において特定の国で生まれ、その時々の社会の影響を強く受けて育っていく。母が喋る言葉「母語」(mother tongue)を取得し、父や兄妹や、友人や、その他の人たちと関わる中で、影響されて次第に人格を形成していく。私たちは、「神」の存在を考えるときにも、以上のような人間自身のあり方を、無意識のうちに投影してしまっているとスピノザは主張する。

スピノザの「神」の概念は、「神」の存在について論理的に突き詰めた思考を構築する上では有効だ。一方で、世俗化した現代を生きる私たちの大多数にとっては遠い存在だろう。それでも、そのような「神」の概念を一度は立ててみることが、「有限の存在」である私たちにとっての「挑戦する」ことの実質を明らかにする上で有効である。

『エチカ』の中で、スピノザは、ある人間が特定のかたちで存在するということ自体には、何らの必然性もないと論ずる。

そもそも、ある人間が存在すること自体が、必然的なことではない。たとえば、「茂木健一郎」がこの宇宙にいるのは偶然の結果であって、存在しないことも有り得た。この世界の中にいること自体が、さまざまな事象の作用が重なり合った、いわば「ボーナス」のようなもの。その存在には、本来何の保証もなかったのである。

さらに、「茂木健一郎」が今のような姿かたち、性格で、現実にそうであるところの人間関係の中に存在しているということにも、何らの必然性がない。「茂木健一郎」は、全く別の存在でも有り得た。髪の毛がストレートで、背が高くすらりとした体型だったかもしれない。私＝「茂木健一郎」の存在そのもの、及びその属性に関わるすべてのことは、偶然の産物に過ぎないのである。

起源においては「偶然」であったにもかかわらず、いったんそのように存在してしまった以上、それが最初からの「必然」だったかのように作用し始める。このように、「偶然」から「必然」への命がけの跳躍が介在すること、すなわち「偶有性」こそが人間存在の本質である。

スピノザは、人間存在の根底に、右のような意味においての偶有性を見る。そうである必要は、全くなかった。しかし、一度そうなってしまったら、唯一の現実として私たちを縛り付ける。そのような偶有性の真っ直中に私たちは生まれ、そして育っていく。姿かたちがどんなに気にくわなくても、他の場所や時代に生まれた方が良かったと思ったとしても、実際に「今、ここ」でこのようなかたちで生まれてしまった以上、それを引き受けて生きていくしか仕方がない。私たちが、根底において偶有的な存在であるという点に、私たちの脳にとっての「挑戦する」ことの実質がある。

偶有性に条件付けられた脳の挑戦は、親であり、子であることの中にすでに始まっている。

子どもの成育において、保護者の存在はきわめて重要である。母や父といった保護者が提供する「安全基地」なしでは、子どもは未知のことに挑戦していくことができない。保護者が見守り、必要ならば手助けをしてくれるとわかっているからこそ、子どもは安心して新しいことに挑んでいくことができる。

保護者の存在は、従って、子どもにとって最大の福音である。しかし、「偶有性」という観点から見れば、保護者が子どもを育てる「生物的制度」には、深刻な脆弱性《ぜいじゃくせい》がある。どんな親の下に生まれてくるか。そこには必然性はない。たまたま、ある男女が出会い、子どもを作る。子どもには親は選択できない。人間には、個人差がある。一口に「母」、あるいは「父」といっても、その素質、性格はさまざまである。人間的に成熟した人もいれば、自分自身でさえ支えられない人もいる。親がどのような人であれ、子どもは、それが全世界だと思って育っていってしまう。

このようなことを書いていると、思い出す光景がある。以前私が住んでいたマンションの近くに、一軒の家があった。横にある細い道を通っていると、庭と縁側が見える。時折、五歳くらいの女の子が遊んでいるのが見えた。

あるとき、その家の近くを通りかかると、女の子が激しく泣いていた。見ると、昼だというのに庭に面した雨戸がぴたりと閉められている。女の子が、雨戸を叩《たた》きながら、「ごめんなさい。あやまるから入れて。あやまるから入れて」と叫んでいる。きっと、悪いことをして叱《しか》られているのだろう。雨戸の中からは物音一つしない。私は、女の子を不憫《ふびん》だと感じた。そうして、難しいものだなと思った。

正常な範囲の「しつけ」と虐待は、時に境界が曖昧である。部外者には、女の子が一体どんなことをして叱られているのか、容易には判断できない。だから、たまたま目撃した一つの光景だけで、簡単に断定することなどできない。

それでもなお、私はこれはやり過ぎではないかと思った。女の子が激しく泣く様子と、昼間でもぴたりと閉められた雨戸と、訴えかけているのに中の人が一切反応しない頑《かたくな》さと。そこには、どこか「尋常ではない」と感じさせる何かがあったのである。

心配になって、しばらくその場に立って、女の子の様子を眺めていた。女の子に声をかけてみようか。場合によっては、通報した方が良いのかもしれない。迷ったが、とりあえずは静観することにした。やがて、女の子も泣きやんだようだった。用事を済ませて、一〇分後くらいに再びその家の前を通りかかったときには、女の子の姿は消えていた。きっと、中に入れてもらえたのだろう。

それから、その家の横を通りかかる度に注意して見てみた。その家の人らしい姿を見かけたこともある。そのときは、ごく普通の人のように映った。雨戸はやはり閉められていることが多く、時々、怒鳴り声も聞こえた。一体どんな生活が営まれているのか、うかがい知ることは難しかった。

やがて私は引っ越してしまったので、その家の女の子がその後どうなったかは知らない。虐待ではなかったのだろう、と今では思っている。しかし、迷いが残ることも事実である。

親であり、子であることの切なさ。子どもを愛さない親はいないだろう（と信じたい）。しかし、子どもを育てる資質にやや欠けてしまっている人はどうしてもいる。そんな人でも親になる可能性がある。そのようなとき、子どもは、不条理な偶有性の中に投げ込まれる。そのような家庭に生まれることに、何の必然もなかった。とはいっても、一度生まれ落ちてしまったら、もはや必然として引き受けるしかない。

虐待などの極端な事例だけではない。親の志向性や、交友関係、経済状況、趣味、嗜好《しこう》、住んでいる場所。さまざまな状況によって、子どもは異なる環境の中に投げ込まれていく。中学生のときの友人たちの顔を思い浮かべても、「あいつが親になるんだものなあ」と嘆息したくなる。もちろん、相手が私のことを考えても、同じことだろう。理想的な親になれる人格者など、そうそういるものではない。

子どもは必ずしも恵まれない。一つひとつの家庭のレベルだけに留まる問題ではない。時代の大状況も影響する。戦時中、大空襲がもたらした炎の中を逃げ惑った子どももいる（私の父もその一人である）。戦争が終わった日本では、大量の孤児が出た。東京の上野駅あたりにはたくさんの戦災孤児が徘徊《はいかい》していたと聞く。

誰が悪いわけでもない。人間が「今、ここ」の限定の中で生きる有限の存在である以上、どうしても避けることのできない「偶有性」があるだけである。問題は、「偶然」から「必然」への命がけの跳躍を、いかに自分の生きる糧とすることができるかということだ。

いかに、自分が実際に置かれてしまった状況を引き受けて、それを正に転ずることができるか。大切なのは、安易に「標準」を立てて、そこから外れた状況に育つ子どもはダメだなどと切り捨ててしまわずに、したたかに生きる脳の働きを重視し、育むことだろう。「早寝早起き朝ご飯」といったスローガンを立てるのはいい。規則的な生活をすることで、すくすくと育っていく子どももいるだろう。しかし、たとえば、母親が仕事で夜遅く帰ってくるので、寂しくて起きて待っている子どももいるかもしれない。父親がプログラマーで、小学生のときからコンピュータを一緒にやって、ついつい夜遅くまでプログラムを書いてしまう子どももいるだろう。そのような子どもたちはいけない、というようなロジックは生命の本質から遠ざかる。

人間は偶有的な存在である。偶有性こそが、生命を進化させてきた。どのような状況であっても、そのような「偶然」を「必然」として引き受けて、活《い》かしていくしたたかさを私たちの脳は持っているはずである。

スピノザが言うように、神がすべてを包含する「絶対的な無限」であるとするならば、人間は有限の立場に置かれることによってかえって多様な存在となる。偶然を必然にするという生命の本質は、「挑戦する脳」の中に顕れるのである。

7 盲目の天才ピアニスト

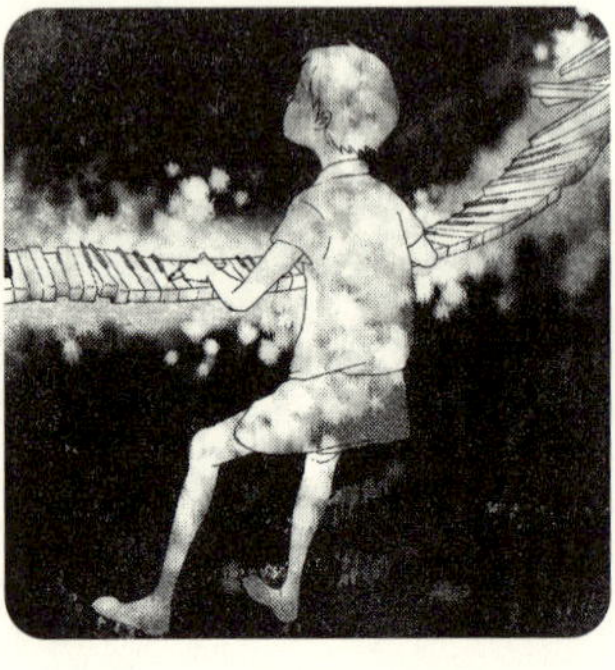

ロンドン郊外の静かな住宅に、デレク・パラヴィチーニを訪ねた。
一九七九年生まれのデレクは、絶対音感を持ち、一度聴いた曲は忘れずに正確に再現できる驚くべき能力を持ったピアニスト。その目覚ましい能力ゆえに、「人間iPod」とも呼ばれる。
イギリス国内をはじめ、アメリカなど海外でもコンサートを開き、成功を収めている。その演奏を収めたCDも人気を呼び、まだ三十歳そこそこなのに、すでにその伝記が書かれている。典型的な「成功した」ピアニストであるが、デレクには、普通と違った点がある。

デレクは、目が見えないのだ。

デレクは、背が高く、短く刈り込まれたブロンドの髪の快活な青年である。サングラスをかけてピアノを演奏するその姿は、とても見映えがする。

小説家のサマーセット・モームを曾祖父に持ち、チャールズ皇太子のパートナー、カミラ・コーンウォール公爵夫人（旧姓パーカー・ボウルズ）とも縁戚《えんせき》関係にあったという、名門の家に生まれたデレク。早産の結果、未熟児として生まれたデレクは、酸素吸入の治療を受けた。しかし、十分な設備がなかったこともあり、脳に障害が残ってしまった。目が見えないだけでなく、広範な発達障害が生じたのである。

今日、デレクは、言葉を発し、理解することはできるが、対人コミュニケーションがうまくできない。しばしば、他の人の言葉をそのまま自ら繰り返す。あたかも、言葉を自分自身の中に反響させて、その意味を噛《か》みしめ、確認しているかのようである。

視覚障害に加えて、デレクは、「自閉症」のスペクトラムの中にいる。おそらくはその代償作用を一つのきっかけとして、常人では考えられないほどの音楽の能力を身に付けたのだ。

デレクが、今日のように成功したピアニストになる上では、一つの大切な出会いがあった。

二十数年前、ロンドン郊外の視覚障害者のための学校で、音楽教師のアダム・オッケルフォードはケリーという名前の小さな女の子にピアノを教えていた。

部屋のドアが開く気配がしたと思うと、その何秒か後に、何者かがアダムの背中に突進してきた。そうして、女の子をピアノから突き飛ばした。

侵入者は、ブロンドの小さな男の子。男の子は、ピアノに向き合うと、鍵盤を叩き始めた。

アダムが、男の子の「演奏」を狂気じみた、無茶苦茶なものだと思ったのも無理はない。男の子は、野生の獣のように猛然と鍵盤を叩いた。拳《こぶし》で打ったり、肘《ひじ》で押したり、「空手チョップ」のような一撃を加えたり、あげくの果ては自分の鼻の頭を打ち付けたりした。

一見何の脈絡もない、出鱈目《でたらめ》な男の子の「演奏」。しかし、その嵐のような音符の羅列の中から、次第に「音楽」が聞こえてきていることにアダムは気付いた。

ミュージカル『エビータ』の中の有名な歌、『ドント・クライ・フォー・ミー・アルゼンチーナ』。この美しいメロディーの曲を、男の子は全身で表現しようとしていた。しかも、主旋律だけでなく、鍵盤のすべての場所を用いて、伴奏を付けたり、和音を響かせたりしようとしていた。

男の子の「演奏」は、出鱈目ではない！　むしろ、明確な音楽的意図に基づいている！

そのことに気付いたとき、アダムは戦慄した。この子は、「音楽の天才」だ！

その男の子こそが、当時四歳だったデレク・パラヴィチーニだったのである。

イギリスのドキュメンタリー番組で紹介され、アメリカでも三大ネットワークの一つ、CBSの看板番組『60ミニッツ』で取り上げられるなど、今や多くの人が知ることとなったデレクの人生の物語。その中でも、アダムとの出会いの経緯は、感動的なものだ。

デレクは、ピアノが弾きたくて仕方がなかった。しかし、その方法を知らなかったのである。彼にとっては、「ピアノを弾く」ということが一体どういうことなのか、視覚を通して学ぶ道は閉ざされていた。ピアノに向き合うそのやり方は、わからない。しかし、音楽そのものは耳に届いている。何とかして、自分を音楽的に表現したい。その衝動が、「空手チョップ」や「拳」や「鼻打ち」となって現れた。

「デレクの魂は、閉じ込められていたのだと思います」とアダムは言う。「ここから出してくれ、という叫び声が聞こえるようだった。そんな思いが、『ドント・クライ・フォー・ミー・アルゼンチーナ』という旋律に乗って、あふれ出ていたのでしょう」

今日、デレクのことを「天才」だと言うことをはばかる人はいない。デレク・パラヴィチーニは、文字通りピアノ弾きの天才である。デレクは、ただ単に曲を覚えているだけでなく、音楽的記憶に基づいて、次から次へと即興演奏をしてしまう。

私自身、目の前で、デレクが『きらきら星』の旋律をもとに、次から次へと趣向を変えながら、即興演奏をする様子を目撃して、圧倒された。ウォルフガング・アマデウス・モーツァルトもまた、『きらきら星変奏曲』を残している。

生身のモーツァルトが実際に即興演奏をする様子は、どんなものだったのだろう。私は、デレクの様子を見ながら、想像せずにはいられなかった。

今日の、デレクのピアノ奏法の洗練。しかし、遠いあの日、アダムの後ろから突進してきた小さな男の子の中にも、今日のデレクと同じ「魂」があったのではないか。ピアノの奏法がわからずに、ただ闇雲に、拳を使ったり、空手チョップをしたり、自分の鼻を打ち付けたりして必死になって音楽を表現しようとしている少年。「天才」というものは、そのような「魂」のあり方自体を言うのではないかと、私は思う。高度な技法など、なくても良いのである。ただ、やむにやまれぬ衝動があれば良い。あとは、それを努力で裏付ける。

「才能のある人はできることをするが、天才は、しなければならないことをする」

昔、アメリカの大学のキャンパスで見かけた警句を思い出す。

デレクに出会ったとき、アダムは、音楽教師として、ぜひともこの少年を助けてあげたいと思った。しかし、その道は一筋縄ではいかなかった。やがて、デレクと家族はどこかに去ってしまった。アダムには、連絡先がわからなかった。父親の名前や職業を聞いていたという校長も、記憶があやふやになっている。アダムは、わずかな手がかりを頼りに、ついにデレクの家族を捜し出して、レッスンを申し出た。アダムの努力がなければ、ピアニストとしてのデレク・パラヴィチーニは存在していなかったろう。

デレクの父親は、ピアノのレッスンをする、という話を聞いて、真っ先に「あの子は家のピアノは壊してしまいましたけどね」と返事したという。デレクがあまりにも激しく弾くので、ピアノがとうとう破壊されてしまったのである。

最初のレッスンに向かうために、デレクの家まで車で走ったときのことをアダムは忘れられないという。緑地の向こうに邸宅が現れ、ドアを開けたのはデレクの乳母だった。最初は、乳母がレッスンに必ず付き添っていたので、むしろデレクと直接のやりとりをしたいと、乳母の同席をやんわりと断るのがまた一苦労だったとアダムは言う。

いざレッスンを始めても、事は簡単ではなかった。デレクのピアノに対する執着心は凄《すさ》まじいものだった。レッスンをする際に、真っ先に乗り越えなければならなかった壁は、デレクに他の人とピアノを共有するということを学ばせることだったという。

アダムがピアノに近付くと、デレクはものすごい勢いで追い出そうとする。困ったアダムは一計を案じた。デレクを、まずは部屋の隅の椅子に座らせる。そうして、デレクがピアノのところまでやってくる間に、自ら短い旋律を弾いてみせる。デレクが、その旋律を真似して、弾く。

アダムが旋律を弾き、デレクが同じ旋律を弾く。そのようにして、ピアノで奏でる音楽を仲だちとして、アダムとデレクの間に初めてのコミュニケーションが成立した。視覚のハンディキャップに加えて、自閉症の症状があったデレクにとって、音楽が、他人とつながる道筋を与えてくれたのである。

デレクには、絶対音感があった。そのことは、レッスンを始めたそもそもの最初から、明らかなことだったとアダムは言う。

アダムによると、日本人は、その音楽教育の特殊性もあって、絶対音感を持っているケースが多いという。一方、イギリスの音楽家は、絶対音感を持っている人はむしろ少数派だという。絶対音感を持っていたとしても、人間の声に近い音域、すなわちピアノの鍵盤の真ん中あたりは聞き取れるが、向かって左端の低い音域や、右端の高い音域は、複数の音を同時に奏でると、それを分解して聞き取れる人はなかなかいないという。

しかし、デレクの絶対音感は、低音域から高音域まで正確に聞き分ける、「普遍的」なものであった。

アダムとデレクは、しばしば、「コピーゲーム」を行った。アダムが、ピアノに向かって幾つかの鍵盤を叩く。それを聞き取っていたデレクが、そのままそっくり同じように鍵盤を叩く。そのようにして交互にピアノを弾くことで、デレクが、実際に複雑な音の組み合わせを正確に聞き取って、再現できることがわかった。

しかし、この方法には限界があった。デレクにせよ、アダムにせよ、両手の指は一〇本しかないので、同時に一〇個までしか、音を奏でることができない。一体、デレクは、複数の音を幾つまで聞き分けられるのか。アダムは、オーケストラの楽器を使って実験をしてみた。その結果、デレクは、二〇くらいまでの音のピッチを正確に聞き分けられることがわかった。驚異的な能力である。今日、ピアニストとしてのデレクが能力を発揮する上で、普遍的な絶対音感を持っていることは大変な利点だと、アダムは言う。

しかし、デレクがピアノをちゃんと弾けるようになるまでの道筋は、とても長かった。一つのピアノを、他の人と共有することを学んだデレクに、アダムは今度は運指を教えた。アダムの手の上に自分の手を置き、このメロディー進行のときは、このような順番で指を動かすのだと、デレクに辛抱強く教えたのである。

デレクも、自分が求める音楽は、きちんとした運指をもって初めて表現が可能なのだということを、少しずつ理解していった。デレクとアダムの、「二人三脚」のピアノの旅が続いたのである。

デレクは確かに天才である。しかし、天才とは、努力をしなくても何でもできる人のことを言うのではない。むしろ、天才とは、どのような努力をすれば良いのか、わかっている人のことである。そうして、そのような努力を惜しまずに続けることができる人のことである。

デレクの、「閉じ込められた魂」が解放され、やがて素晴らしいピアノ演奏へと結実するまでの、長い道のり。「天才とは努力する人のことである」という命題は、デレクにおいても例外ではない。そして、デレクの長い挑戦を支えたのは、四歳の一見乱暴な男の子の中に本質を見抜いた、アダム・オッケルフォードの慧眼《けいがん》だった。

アダムは、現在ロンドン郊外のローハンプトン大学教授として音楽の研究を続けている。

8 欠損は必ずしも欠損とならず

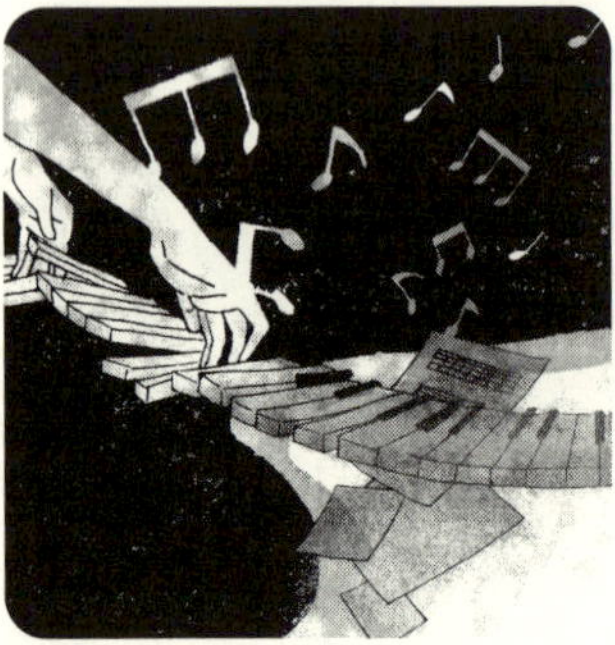

7章に引き続き、もう少し、イギリスに住む盲目の天才ピアニスト、デレク・パラヴィチーニの話を続けよう。
デレクは、アダム・オッケルフォードに見いだされて、ピアノのレッスンを始めた。当時少年だったデレクは、最初は、どのようにしてピアノを弾いていいのか、わからなかった。何しろ、他人がピアノを弾いているところを見たことがないからである。
だからこそ、アダムと一緒にピアノのレッスンをしていた女の子を押しのけて、ピアノの前に座ったとき、デレクは普通の人から見れば出鱈目だと思えるような弾き方をした。拳で叩いたり、肘を打ち付けたり、あげくの果ては頭で鍵盤を叩いたりした。

このときのデレクの振るまいが、尋常ではないと感じるのは、あくまでも他人がどのように振るまうかを「見る」ことができて、その様子を参考に学習できる人たちにとってのことである。視覚を持たず、耳から入る情報と、自分の運動機能、そうして鍵盤を叩いたときの触覚だけを頼りに自分が聴いた音を再現しようとするデレクにとっては、拳や肘で鍵盤を叩くのは、むしろ自然なことであったと考えられる。

脳は、自分を取り囲む世界を、運動と感覚のフィードバックのループを通して知覚しようとする。その際に、感覚を通して入った情報と、自分の運動との間の連関を高めようとする。他人がピアノを弾くのを見ている人にとっては、自らもその通りに弾いてみようとするのは当然のことである。一方、デレクのように視覚に頼ることができない人にとっては、聞こえることと自分の運動の間に、視覚を経由しない直接の連関を図ろうと試みるのも、また当然のことである。

アダムの前に登場した時点におけるデレクの弾き方は、普通の見方をすれば常軌を逸していたかもしれない。しかし、別の見方をすれば、そのときのデレクは「常識」にとらわれていなかったとも言うことができる。目が見える人は、どうしても視覚情報にとらわれてしまう。人間の脳の情報処理は視覚優位であり、そこで提示される豊富な証拠に頼り切ってしまうところがある。それに対して、デレクは視覚には頼らない分、ピアノの弾き方についての既成概念に制約されることがなかった。

天才とは、すなわち世間の既成概念にとらわれずに物事をなす人のことである。そのような点に鑑《かんが》みれば、アダムの前に初めて姿を現したときに、デレクが「無茶苦茶な」弾き方をしたという事実の中には、簡単には看過できない重大な何かがある。私たちは、自分の既成概念から外れる振るまいを拒絶したり、あざ笑ったりする。しかし、私たちはそのときに、本当は自分の既成概念と、「古い自分」を守ろうとしているのかもしれない。アダムの前に現れたときのデレクの姿には、「創造性」という興味深い現象の根幹に関わる、容易には忘れがたいものがかいま見える。

そもそも、通常の音楽教育において、私たちは視覚に頼り過ぎているのかもしれない。コンサートにおけるピアニストの振るまいを見ていればわかるように、熟練した弾き手は、実際には鍵盤を視覚で確認していない。顔は前方を向き、あるいは目を閉じて、ただ触覚だけでピアノを弾く。

デレクのピアノの弾き方を観察していると、まずはピアノの前に座り、鍵盤を少し叩いてピアノの存在を確認すると、すぐに流れるように曲を弾き出す。つまりは、視覚に頼らずに、ピアノの位置と、鍵盤の相対的配置を把握している。デレクのように幼少から視覚がない人においては、視覚に使われるはずの脳の領域が他の目的のために使われたり、視覚以外の感覚が通常より発達することによって、視覚に頼らない空間把握が可能になっていると考えられる。この発達の道筋自体は、視覚障害者に特有のものかもしれない。しかし、類似のプロセスは、視覚が与えられた人においても起こり得る。

もし、最終的な到達点が、コンサートにおける熟練した弾き手のように鍵盤に目を落とさずに弾くことだとすれば、最初から視覚に頼らずに練習するというアプローチを考え得る。目隠しをするなどして、鍵盤を見ずに練習する。視覚に中途半端に頼ってしまうことが、かえってピアノの上達を妨げてしまう可能性を考えれば、合理的な方法かもしれない。

視覚に頼り過ぎることが妨げになっているのは、ピアノの鍵盤を正確に弾く、という方法論においてだけではない。そもそも、どのような音楽を奏でるか、という内容に関しても、視覚に頼ることが自由な創造性の妨げになっている可能性がある。

今日のクラシックのレパートリーの中心的存在となっているヨハン・セバスチャン・バッハやモーツァルトの時代には、即興演奏が当然のことのように行われていた。すぐれた作曲家は同時にすぐれた演奏者であり、即興で演奏した曲がそのまま名作として今日に伝わっているケースが多くある。

クラシックというジャンルが成熟し、数々の名曲が充実すると、演奏家の役割は主に楽譜に基づいて名曲を再現することへと変質した。もちろん、単に機械的に再現するだけではない。そこにはさまざまな工夫があり、演奏家の固有の身体性に基づく紛れもない芸術性がある。古《いにしえ》の天才が残した作品を弾き込み、次第に深めていくプロセスには無限の奥行きがある。そのことに一生を捧げることには、大きな意義があると認めざるを得ない。

その一方で、古の曲がそのまま弾き継がれるという現在のクラシック音楽のあり方が、芸術の創造及び表現が本来持っている可能性を狭めてしまっていることも事実である。ここにおいて、視覚の「一覧性」が致命的な欠陥として登場する。作曲された音楽を一度楽譜に記してしまえば、演奏者はそれを一気に俯瞰《ふかん》できる。このような物理的外部性に依存した一覧性が、私たちの脳の作用を実際的な意味において支えるとともに、一方では堕落もさせる。脳は、次に何が来るかということがわからないときに、最も緊張し、また不測の事態に備えて柔軟に適応しようとする。視覚的一覧性は、聴覚を通して次に来るものに対する緊張度を下げ、脳の潜在能力を活かすことを妨げてしまう。楽譜の存在が、一方では便利であるとともに、他方では音楽的脳の潜在能力の爆発的発揮を阻害してしまっていることは、否定のしようがない。

デレクが、とりわけ即興演奏においてきわめて高度な独創性を発揮することは、彼の演奏が視覚の一覧性に頼っていないことと関連するのかもしれない。

デレクが一度聴いた音楽は忘れずに正確に再現することをとらえた、「人間ｉＰｏｄ」というニックネーム。印象的な表現なのでデレクを語るときに使われることが多いが、デレクを長年指導してきたアダムによれば、「人間・ｉＰｏｄ」という言葉は、むしろそのようなラベル付けを否定する文脈でアダム自身が使ったのが起こりなのだという。

デレクは対人コミュニケーションを苦手としている。デレクは「自閉症」のスペクトラムの中にあると考えられ、その目覚ましい音楽の才能は、「サヴァン能力」だと見なされる。サヴァンの示す能力について、しばしば、「機械的に覚えているだけ」だとか、「創造性には欠ける」というような評価がされることがある。アダムは、あるインタビューを受けた際、少なくともデレクについては、そのような断定は当たらないとして、デレクの音楽的能力を、「彼は単なる人間・iPodではない」と説明した。「人間・iPodではない」というアダムの言葉が、そのうち文脈を離れて「人間・iPod」という言葉として一人歩きし始め、デレク・パラヴィチーニという音楽家を示すキャッチフレーズのようになってしまったというのである。

実際には、デレクは驚くべき音楽の創造性を示している。何か短いフレーズを提示されれば、それをもとに即興で音楽を作曲することができる。さらに、一つの曲を、モーツァルト風、バッハ風、デイヴ・ブルーベック風などと、次々に異なるスタイルで変奏することもできる。とても、(現在の技術水準における)iPodなどの音楽プレイヤーにできる芸当ではないし、また、単なる機械的な記憶に留まるものでもない。

創造性とは、すなわち、脳の側頭連合野に蓄積されたさまざまな情報を自由に組み合わせたり、結び付けたりして再現する技術のことである。その際に必要な自由な連想は、視覚的な一覧性によって妨げられることも多い。視覚的な一覧性が措定している固定された配置や、定まった順序が、そのような制約を超えて組み合わせや結び付けを試みることを妨げてしまうからである。

デレクに限らず、高度な創造性を示した人は、物理世界に提示される情報に支えられた視覚的一覧性に拘束されずに考え、感じるということを実行していたケースが多い。相対性理論を作った物理学者のアルベルト・アインシュタインは、紙の上に書く数式にすら頼らなかった。実際に数式を書く前に、心に浮かぶイメージやシンボルのようなものを自由に動かすことが大切だったと、アインシュタイン自身が告白している。

私たちは、脳の回路から一つの機能が失われることを、あるべきものの「欠損」としてとらえがちである。しかし、実際には、脳の機能は、「あちら立てればこちら立たず」の「トレード・オフ」の関係になっていることも多い。脳の回路を視覚に使わない人は、他の感覚のためにそれを割り当てることができる。そして、視覚に頼っているときとは異なるモードで脳全体を使うようになる。そのことが、物理学者のリチャード・ファインマンがかつて言ったところの「異なる道具箱」を充実させ、結果として既成概念にとらわれない独創性に結び付くのかもしれない。

アインシュタインは、視覚があるにもかかわらず、時には視覚がない人のように考えたからこそ、歴史に残る独創性を発揮したと言えないこともない。アインシュタイン自身の「新しいことを考えているときには、暗闇の中を手探りで歩いているような感覚がある」という趣旨の言葉が、このような考え方を裏付ける。

盲目の天才ピアニスト、デレク・パラヴィチーニの存在は私たちにとって一つの「象徴」である。彼が象徴しているものは何か。それは、欠損は必ずしも欠損とならず、所有することが必ずしも恵みになるとは限らないという脳の働きの奥深さである。

そもそも、私たちは人間の脳をどのような存在として考えれば良いのか？　それは、限られた資源を異なる機能が奪い合う競争の場なのか？　その競争の中から、私たちの個性が生まれてくるのか？　脳は、偶有性の海に浮かんでこそ真価を発揮するのではないか。デレク・パラヴィチーニのように、ハンディを背負いながらも挑戦し続ける勇気あるパイオニアの人生から、私たちの心を生み出す脳の奥深さが見えてくる。

9 脳は転んでもただでは起きない

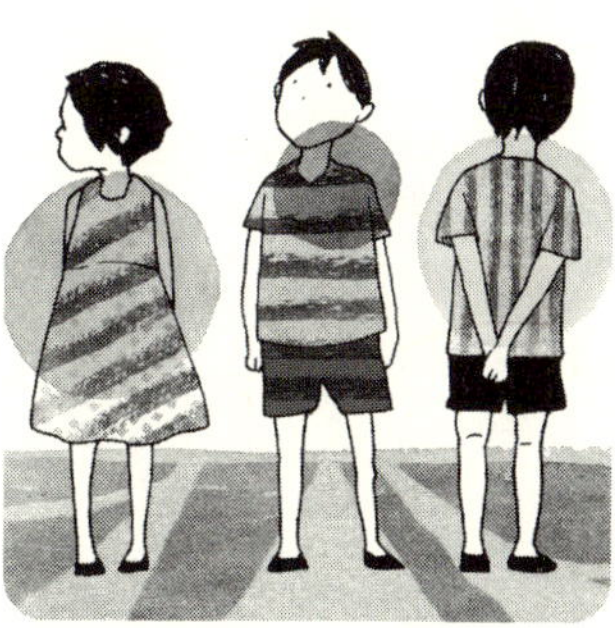

人間の脳の感情のシステムは、「確実なこと」と「不確実なこと」のバランスをとろうとする。自分の中に「確実なこと」が蓄積されるほど、その分「不確実なこと」を受け入れることができる。

成長し、成熟した大人においては、知識や経験に基づく「プリンシプル」が、人生の不確実性に挑戦するための支えになってくれる。プリンシプルと言うと、日本の戦後の混乱期に活躍した白洲次郎が思い出される。未来がどうなるかわからない国の動乱期に、白洲次郎は、確固たる態度で未知の領域への挑戦を続けた。芯となるプリンシプルがあったからこそ、そうできたのである。

大人になった時点で、自分なりのプリンシプルを確立できている人は幸いである。そのような人は、何があるか容易にはわからないこの世界の中で、必ずや「根拠のない自信」を持って、「挑戦」し続けることができるだろう。「挑戦する脳」を支えるのは、鍛え上げられた「プリンシプル」である。

たくさんの不確実性を受け入れるために、自分の中に蓄積しておくべき確実なこと。しかし、それは、一朝一夕に構築できるものではない。

6章で、「安全基地」の概念に触れた。この世に生まれてきた子どもにとって、最初は、すべてが不確実なことばかりである。知識も経験も足りない。それでも、子どもたちは目を輝かせて新しいことに挑戦しようとする。

子どもたちの挑戦を背後から支えるのが、「安全基地」を与える保護者である。保護者が見守ることで、子どもたちは安心して未知のことに挑戦することができる。必ずしも、親が何をするか指示するというのではない。自由放任というわけでもない。個々の行動はあくまでも、子どもたちの自主性に任せ、何か困ったことがあったり、自力では乗り越えることが難しい壁に直面したときには、助言したり、手助けしたりする。自主的な「挑戦」を続ける子どもたちを背後から見守ること。そのような保護者の存在によって、子どもたちは「安全基地」を得る。

「安全基地」を与えてくれる保護者に対して、子どもたちは「愛着」の感情を抱く。保護者に対して愛着の感情を抱くということが、子どもにとって、発達をする上で大変重要な課題となるのである。

しかし、親が十分な「安全基地」を与えてくれない場合もある。その場合、子どもはどうすれば良いか？　子どもは、親を選ぶことはできない。6章で紹介したエピソードのように、「虐待」やそれが疑われるケースも時に見られる。どのような親でも、子どもの脳はそれを前提にして育っていくしかない。どんな「逆境」においても、そのような親の下に生まれた「偶然」を、自分の「必然」として、一度限りの人生を生きていくしかないのだ。

イギリスの心理学者ジョン・ボウルビィらの研究によると、ある人の中の「安全基地」

の程度は、年齢とともにほぼ一定に保たれる。子どものころに十分な「安全基地」が与えられた人は、成長して大人になっても、やはり高いレベルの「安全基地」を自分の中に持つことができるのである。その一方で、子どものころに保護者から与えられた「安全基地」のレベルが低い人は、成人してもやはり自分の中の「安全基地」の水準が低い傾向が認められる。

経済がグローバル化し、さまざまな偶有性が増す中で、「根拠のない自信」を持って不確実性に向き合う必要性は増大している。自分の中に高いレベルの「安全基地」を構築できている人は、「根拠のない自信」を持つことができるだろう。一方、「安全基地」を構築できていない人は、これからの時代に必要な「根拠のない自信」を持つことができないだろう。

ここで、確認しておくべき肝心なことがある。「安全基地」の概念を提唱したボウルビィらの研究は、決して、人間を何種類かにカテゴリー分けして、この人はこうと決め付けることを目的にしていたのではないということである。確かに、一人ひとりの人間が生まれてくる環境は、平等ではない。保護者が与えてくれる「安全基地」も、平等ではない。

しかし、だからといって、「安全基地」のレベルが低い保護者の下で育った子どもはダメなのだと決め付けてはいけない。

ボウルビィたちの研究の主眼は、不確実性に適応する上での人間の認知発達のプロセスを理解し、その中で働いている要素を明らかにすることだった。そうして、不幸にしてたまたまこれらの要素を欠いている人がいるならば、その人たちを「助ける」ために科学の知見を使うことであった。

偶然、親が十分な「安全基地」を与えてくれなかった人も悲観する必要はない。脳は、驚くべき「可塑性」を持っている。どんな状況に置かれても、自分自身を変えていくことができるのだ。どんな状況からスタートしても、前向きに生きることは可能だし、またそうするべきである。ただ、その際、脳にどのようなことが起こる傾向があるのか、そのメカニズムを理解することは助けになる。低い「安全基地」のレベルの下で育った子どもは、成長するにつれてどのような性質を持つ傾向があるのか。その理屈を理解することで、人生という一度だけの挑戦を補助してくれる「叡智《えいち》」を得ることができるのだ。

自分自身を客観的に見て把握する「メタ認知」は、心の状態を安定化させることに資する。また、現状からさらにステップアップする際の、「アルキメデスのてこの支点」となり得る。「安全基地」の存在、欠如が人間の発達に及ぼす影響を知っておくことは自分自身の「挑戦する脳」をブラッシュ・アップする上で大いに資するだろう。

ボウルビィらの研究をまとめると、母親をはじめとする保護者の「安全基地」がどれほど確固たるものであったかということに応じて、子どもは次のような特徴を持った発達を遂げる傾向がある。

まず第一のタイプは、保護者が子どもに十分な「安全基地」を与えることができた場合である。すなわち、子どもの自主的な挑戦を背後から見守り、それを妨げない。ただ、見守っているというメッセージだけは子どもに伝え続ける。そして、困ったときには手助けをしてやる。

そのような保護者の下で育った子どもは、成人しても自分の中に十分な「安全基地」のレベルを持っている傾向がある。そのような人は、「根拠のない自信」を持ち、それを努力によって裏付けようとする。不確実な状況にも積極的に飛び込んでいき、新たな挑戦を重ねることを好む場合が多い。

第二のタイプは、保護者が十分な「安全基地」を与えなかったケース。たとえば、時によって、保護者の態度が変わるような場合である。気分の良いときには、子どもの面倒を一生懸命見て、やさしく見守りもするが、自分の調子が悪かったり、忙しかったり、あるいは気が乗らなかったりすると急に冷たくなる。態度に一貫性がなく、子どもとの接し方にムラがあるような保護者がこれに該当する。

そのような保護者に育てられた子どもは、成長するにつれて、「分離不安」を抱く傾向がある。たとえば、恋人に対して、常に電話やメールで連絡をとることを要求する。一緒にいるときには良いけれども、離れると不安で仕方がなくなる。常に自分と相手の関係を確認し、維持していなければ気が済まないような人になる可能性があるのだ。

第三のタイプは、そもそも保護者が「安全基地」を与えることができず、子どもも、親の愛情や庇護《ひご》ということをあまり期待できないという事実を学習していくケース。子どもにとっては、保護者に対して「愛着」の感情を抱くことができず、発達をしていく上でさまざまな困難を抱えることになる。

このようなケースの子どもは、成長の過程でいわゆる「ナルシスト」になる傾向があるとボウルビィらは指摘する。保護者が自分を愛してくれないから、仕方がないので自分で自分を愛するようになる。そのようにして、何とか自分が生きるということの現場を支えようとするのである。

ここに挙げた三つのケースは、あくまでも傾向、目安に過ぎない。一般に、「このような親に育てられると、必ずこのような子どもになる」というような厳密な意味での因果関係は存在しない。科学的な知見は、常に「統計的有意性」の指標とともにデータ化され、検討される。ある傾向の親の下で育った子どもは、特定の傾向を持つ可能性が有意に高い。すべての科学的言明は、そのような「統計的真理」としてのみ成立する。

ここで大事なことは、ボウルビィらの研究は、脳を育む上で「最適な」環境があるということを主張するものでは必ずしもないということである。確かに、保護者が十分な「安全基地」を与えた方が、子どもの発育には好ましいだろう。読者がもし保護者の立場にあるならば、ぜひ子どもに「安全基地」を提供して欲しいと思う。また機会があれば、「安全基地」に関する発達心理学上の重要な知見を他の人に伝えていただきたいと思う。近年のように「受験競争」が低年齢化する中で、子どもの自主性に任せて見守るよりは、どちらかと言えば過保護、過干渉な保護者が多い時代には、子どもの自主性を尊重する「安全基地」の概念はとりわけ重要である。

その一方で、たとえ、ある人の親がボウルビィらの研究が示唆するような意味では「理想的な」保護者ではなかったとしても、悲観する必要はない。どんな親でも、その子どもにとってはかけがえのない存在である。よほど極端な場合でない限り、誰かに「代わり」を頼むというわけにもいかない。その親の下で、何とか育っていくしかない。

人間、何が福に転ずるかわからない。「安全基地」を十分に与えてくれない親の下で育った子どもは、自分で自分を愛するという「ナルシシズム」からさらに進んで、自分に喜びを与えてくれるものを自ら作り出すという資質を発達させるかもしれない。親がすべてを与えてくれるような恵まれた家庭で育った子どもよりも、むしろ、自分自身の喜びの種を作り出すという意味においては「創造的」になるかもしれない。

その結果、「安全基地」を十分に与えてくれない保護者の下で育った子どもは、一人の芸術家になるかもしれない。その作品を通して、自分だけでなく多くの人に喜びを与えることができる存在になるかもしれない。いわゆる「アーティスト」の中には、他者との協調よりも、自分の「感性」を優先させる人が多い。そのような芸術家の性格と、「安全基地」が欠如した中での「ナルシシズム」の形成は関係があるのかもしれない。

いずれにせよ、「転んでもただでは起きない」のが人間の脳である。そもそも、発達のために「最善」の環境などない。たとえあったとして、そのような環境に恵まれなかったからといって脳の発達の機会が失われてしまうわけではない。

私たちは、脳の発育のための環境整備について、二段階で考えるべきだろう。まずは、良い環境を整備できるように心がける。しかし、仮に良い環境が得られなかったからといって、諦《あきら》めてしまってはいけない。「挑戦する脳」は、悪い環境に置かれたくらいのことで、諦めはしない。むしろ、悪条件が独創性につながることも多い。そのことは、歴史の中の経験的事実が繰り返し証明している。

10 笑いが挑戦を支える

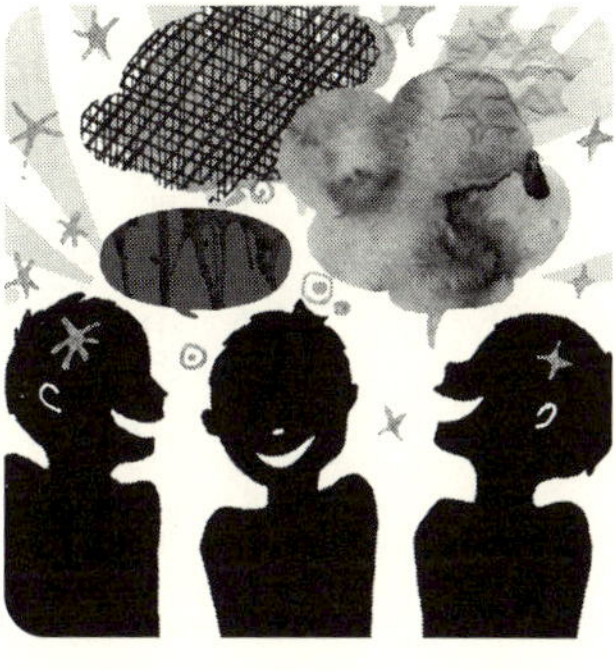

人間の脳は、一生挑戦し続ける。自分の夢を実現し、幸せになりたいと思うのは誰にとっても人情というものだが、必ずしもうまくいくとは限らない。

どんなに努力しても、試みを重ねてもどうしてもうまくいかないことはある。脳は、成功体験を通して成長する。しかし、その最初の一歩となる「小さな成功体験」さえ持てないときがある。たとえ持っていても、そのことに気付けない場合もある。そのようなとき、私たちは、社会の中で自分をどのように位置付けるべきか、悩み始める。

とりわけ、周囲との関係がうまくいかないときには、私たちは重大な「魂の危機」に陥る。幼いときに自分を支えてくれるはずの親が、必ずしも頼りにならない。社会の中で結び付く人々との関係に、齟齬《そご》をきたす。そのようなときに、脳は苦境に立つ。人は、関係性の中に自分を見いだすものだからである。それでも、人生は続く。何とか生きていかねばならない。存《なが》える術《すべ》を見いださなければならない。その際に、助けになる「認知的技術」の一つが「笑い」である。

「笑い」は、気楽なもののようにも見える。なかには、おちゃらけていると感じる人もいるかもしれない。しかし、本当は、「笑い」の背後には厳しい人生の現実がある。不安がある。恐怖さえある。「笑い」は、存在を脅かす事態に対して脳が「機能不全」に陥らないための、一つの安全弁である。そして、「笑い」は、私たちが生きるエネルギーを引き出すことのできる、尽きることのない源泉なのだ。

あるとき、番組収録のスタジオで一人のお笑いタレントが、こんな話をした。自分の家では、父親が母親に対していつも暴力を振るっていた。殴られ、蹴《け》られる母親は身を丸くしてじっと耐えていた。そのタレントと妹はいたたまれず、「父ちゃん、やめてくれ」と後ろからすがって泣いた。しかし、父親の暴力はやまなかった。

ある日、いつものように父が母を殴っていた。ずっと我慢していた母親が、ついに反撃した。そんなことなど一度もなかったのに、「あんた、いい加減にしてよ」とつかみかかった。ついに、堪忍袋の緒が切れたのである。

逆上した母親は、父親の横っ面を思い切り殴った。その瞬間、父親がかけていた眼鏡が、ぱっと飛んだ。眼鏡は放物線を描いて飛行して、炊飯器の横の、しゃもじを入れる場所にストンと入った。ストライク！　その瞬間、笑顔など絶えてなかった家に、束の間の笑い声が立ったのだという。

その芸人の話を聞いて、スタジオのみんなは笑っていた。私も笑った。眼鏡が飛んで、ちょうどうまくたたまれて、しゃもじ入れに着地する。面白い。それまでの緊張が、一気に弛緩《しかん》する。すべて事実か、あるいは一部フィクションが混ざっているのかは問わない。身を切るような思いで、そのようなネタを披露できる芸人は、さすがだと思った。

しかし、同時に、よく考えてみれば「悲惨」な話でもある。ヘタをすれば誰かが怪我をしたり、家庭が崩壊しかねない深刻な事態。眼鏡のしゃもじ入れへの「ストライク」は、束の間の解放に過ぎない。それでも、笑いがないよりは、あった方が良い。笑いは、自分の置かれている状況を「外」から「客観的」に見る「メタ認知」をもたらす。メタ認知を通して、自分と他者との関係を見直すきっかけが得られる。メタ認知を「てこ」として、自分を変えることができる。さまざまな御利益が、「笑い」を通して得られる。「笑い」は、悲惨な状況を生きるエネルギーに変えてくれる魔法の薬なのである。

人間は、赤ん坊のころから、笑うことを知っている。生まれたばかりの赤ん坊は、母親や父親の顔を見て微笑《ほほえ》む。子どもは、お互いをくすぐって大笑いする。くだらぬギャグが好きである。私たちの人生は、まさに、笑いとともにある。笑いの所在と、脳の「学び」が終わりのない「オープン・エンド」なものであり、私たちの一生が「挑戦」の連続であることは、密に結び付いている。

人間は、新しいことに挑戦することを通してしか学ぶことができない。しかし、挑戦には困難が付きものである。失敗することもある。傷付くこともある。失敗や敗北において、脳が「致命傷」を受けることなく機能を保ち続け、不確実性に積極的に向き合い続けることができるための認知システムの「インフラ」として、「笑い」がある。

人は、笑うことができるからこそ挑戦し続けることができる。リヒャルト・ワグナーの楽劇『ジークフリート』の最後には、「笑いながら死ぬ」という台詞《せりふ》がある。英雄は笑いながら、死の可能性を秘めた戦場へと赴いていく。乙女は、不安を抱きつつ、笑いながら未知の領域へと飛び込む。大らかに笑うことができる人が、結局のところ最も深く人生の「不確実性」というものの恵みを熟知している。杓子《しやくし》定規な真剣さは、往々にして臆病《おくびょう》さの裏返しでしかない。

「笑い」は、一人ひとりの人生においてその「挑戦」を支え続けるだけではない。一つの社会、文化文明が一歩「先」に進むためにも、「笑い」が必要とされることがある。

前に進むためには、社会は、時にタブーとされている領域に敢《あ》えて突っ込んでいかなければならない。「笑い」は、人々の偏見、思い込みを解きほぐす触媒となる。たとえ、拭《ぬぐ》いがたい偏見がある場合でも、「笑い」を通してその構造を白日の下にさらし、関わる者が自らを振り返るきっかけとすることで、社会の変化への道筋を付けることができるのである。

二〇〇三年から二〇〇五年にかけてイギリスのＢＢＣで放送された人気コメディ『リト

ル・ブリテン』。イギリスの正式国名「グレートブリテン及び北アイルランド連合王国」をもじり、あえて小さな国＝リトル・ブリテンと名付けた。かつて七つの海を支配し、「大英帝国」の栄華を欲しいままにしたイギリスも、今ではすっかり「普通の国」になった。そのような自虐的な意味も込められたタイトル。さまざまな短いスケッチを通して、イギリス人の癖、思い込み、偏見が明らかにされていく。その中には、日本のテレビでは放送することがまず不可能なものもある。

たとえば、あるスケッチでは、オリンピックの元選手が、ある難病の患者たちを励ます集会へと慰問に向かっている。日本でも、かつてはさまざまな差別と偏見の対象になった患者たち。イギリスでも事情は変わらなかったが、今では解消している。

しかし、元選手はそのような時代の変化に付いていっていない。保守的で、感性の遅れた人なのである。病院までの車を運転しているボランティアが、「スピーチの準備はできたかい？」と聞くと、助手席の元選手は、「ここにあるよ」と自信たっぷりにメモの束を見せる。「未だにこの病気の患者は、隔離されていると考えてる人がいるんだよね」と運転手が言うと、元選手はああそうなのか、とばかりメモを一枚、車の窓から捨てる。「この病気にかかると、手足が落ちちゃうと思っている人もいるんだよね」と言うと、また一枚メモを捨てる。また一枚、また一枚。つまり、元選手の用意してきたメモは、すべて、難病患者に対する偏見から構成されていたのである。やがて、メモはすべて窓の外に捨てられ、一枚もなくなってしまう。

運転手が、「そこにキャンディが入っているから、取ってくれ」と言う。元選手が、一粒とって、渡す。元選手も、一粒口に放り込む。運転手が、「僕はアフリカにいたことがあるんだけれどもね」と打ち明ける。「何をしていたの?」と元選手が聞く。「難病患者たちの手助けをしていたんだ。そこで、病気に感染したんだよ」。それを聞いた瞬間、元選手は口に入っていたキャンディを吐き出す。

「僕は、治ったから、もうだいじょうぶ。これから行くところでは、病気のあらゆる進行段階の患者と会うことができるよ」と運転手。それを聞いた瞬間、元選手は走っている車のドアを開けて、道路の上に転がり出る。運転手が、車を走らせたままバックミラーで観察していると、元選手が、道路の上で自分の身体をはらいながら、着ていたものをすべて脱いでいるのが見える。その難病は、感染力がきわめて弱いし、また感染したとしても現代の医学では治療が可能なのに、元選手は相変わらずの偏見と誤解にとらわれていたのである。

このスケッチを、日本のテレビで放送することはほぼ不可能だろう。日本の社会の中には、さまざまな「タブー」があり、それらのタブーを笑いを通して打破しようという社会的エネルギーに乏しい。一方、もともと、イギリスのコメディにおいてはブラック・ユーモアが重要な位置を占めており、社会的な批評や、政治的な風刺が歓迎される風土がある。

イギリスのコメディにおける偏見や差別の問題の扱われ方には、ある種の成熟がある。一つのスケッチの中に、少数の（多くの場合は一人の）偏見にとらわれた人物がいる。しかし、それ以外の人たちの世界観や態度は、成熟している。かつては差別の対象になったような人がいても、紳士的に、平等に接する。そんな中で、偏見を抱いている人が、奇妙な振るまいをする。自らの偏見ゆえに、バランスを崩していく。結果として、ついには自壊する。走っている車の中からわざわざ危険を冒して飛び出していった元選手のように。

もちろん、イギリスのような風刺コメディ先進国でも、コメディアンに苦労がないわけではない。『リトル・ブリテン』を生み出し、自ら主演している二人のコメディアンに話を聞いたことがある。彼らは、コメディの大切な要素の中に社会風刺があることは確かだが、批評自体を目的にしているのではないと言った。あくまでも、「笑い」を生み出すことが目的であると。そのためには、社会的な間合いを取ることが重要だと彼らは言った。

たとえば、イギリス王室は伝統的にコメディにおける風刺の対象になってきた。女王、皇太子などの王室の一人ひとりの物まねをしたり、その振るまいを描いたり、あるいは王室のあり方そのものを揶揄《やゆ》してきたりした。この点において、タブーは比較的少なかったところが、一九九七年、ダイアナ妃が事故死してからしばらくは、王室をネタにコメディをすることが難しくなったのだという。政治的な風刺を利かせようと思っても、それを見て人々が笑う気分になれなかったというのである。

ある社会で、どんなことが笑いの対象になるか。どのようなことが、「タブー」のままであるか。その構図は、そのままその社会における人々の「挑戦」のあり方を映し出す。日本の社会では、さまざまな差別や、少数派に対する偏見の問題が、未だに禁忌として残されている。私たちの文化は、これらのテーマについて有機的かつダイナミックな挑戦をする準備が、まだできていないのであろう。

しかし、時は移ろいゆく。必ず、感性は変わっていく。

「挑戦する脳」を笑いが支える。笑いの爆発力は、タブーに挑む勇気に比例する。自分の人生が二進《にっち》も三進《さっち》もいかないと感じている人は、自らの苦境を笑いに転化する意識を持ってはどうか。行き詰まった今の日本の社会は、あえてタブーに突っ込んだ笑いを必要としてはいないか。笑いは、不安や恐怖で凍り付いた空気を解きほぐし、大らかな生命の時間を取り戻してくれる、大いなる恵みなのである。

11 日本人の「挑戦する脳」

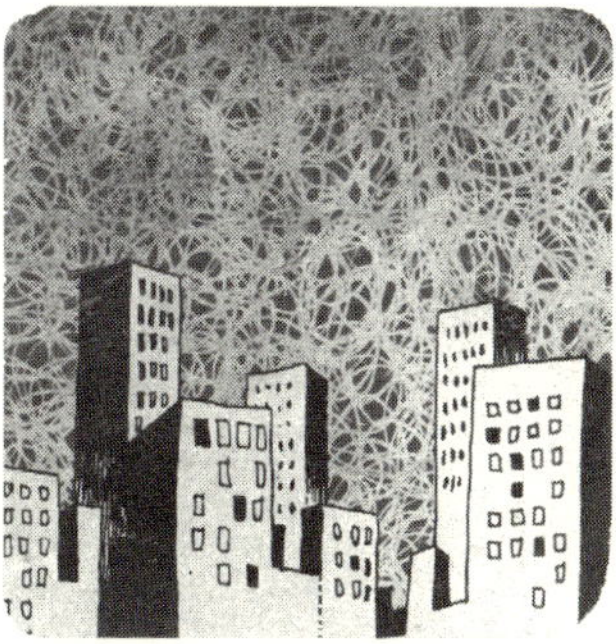

日本社会の調子が、相変わらず良くない。一九九〇年代から日本経済はずっと停滞している。社会全体の方向を導くようなヴィジョンも欠如し、若者たちの間には、現状に対する不満が募ってきている。

私の見立てでは、日本の不調は、たった一つの理由に基づいている。すなわちそれは、「偶有性忌避症候群」(contingency avoidance syndrome)である。この症候群は、もはや日本の風土病とでも言うべきもので、社会のあらゆる場所に蔓延《まんえん》し、人々の思考力を低下させている。日本が、世界をグローバルなネットワークで結ぶインターネットの存在がもたらした「新文明」に移行することを妨げているのだ。

何が起こるかわからないという「偶有性」の状況。「偶有性」は、生命そのものの本質であり、環境との相互作用において、私たちの脳を育む大切な要素である。その大切な「偶有性」から目を逸《そ》らし、そこから逃走してしまうことで、日本人の脳は成長の機会を奪われている。

人生には、最初から決まった正解などない。なのに、あたかも正解があるかのような思い込みをして、自分自身がその狭い「フェアウェイ」を通ろうとするだけでなく、他人にも、同じ道を通ることを求め、強制する。それは「挑戦する」という脳の本質からかけ離れている。

たとえば、子どもたちは小さなころから「お受験」に駆り立てられる。「進学校」に合格し、最終的には「一流大学」に入ることが目標とされる。大学に入ることの意味は、医者や弁護士、官僚といった「望ましい」職業に就くか、あるいは「大企業」に就職することである。

想定された「正解」の軌跡から外れてしまうのは、「負け組」になり、「下流」に落ちることだとの強迫観念にかられる。マスメディアも、無反省に、相変わらずの「人生の正解」を垂れ流す。何しろ、大手新聞社やテレビ局などに入社した人たちは、自分たち自身が「進学校」から「一流大学」、そして「大企業」へと進む「人生の正解」を歩んできた。「人生の正解」がここにあると繰り返すことは、自分たちのこれまでの人生を肯定することにつながる。一方で、そのような報道が、そうしたルートから外れてしまった人たちに対して、いかに「抑圧的」に働くかということについては、想像力を持たない。

「偶有性」に対する恐怖感は、日本の社会の隅々まで浸透している。それは、日本人が、知らず知らずのうちに世界を見る際の癖となってしまっている「マインドセット」である。日本の常識が、世界の非常識になってしまっていることに気付かないのである。

本来、人間の脳の最もすぐれた能力は、何が起こるかわからないという生の偶有性に適応し、そこから学ぶことである。予想できることばかりではなく、思いもかけぬことがあるからこそ、脳は学習することができる。予想できることとできないことが入り混じっている状態は、いわば、学習し「挑戦する脳」にとっての「空気」のようなものである。日本の教育現場は、行き過ぎた標準化、管理によってこの大切な「空気」を奪い、脳を「窒息」させて、その成長する力を奪ってしまっている。

日本の教育界全体には、文部科学省による標準化、コントロールの思想が行き渡っている。ある程度標準化され、「レベル」が保証された学力の子どもたちを育てることは、「ものづくり」や「事務」が日本における働き手の仕事の中心だったころは良かった。しかし、時代は変わり、今や世界を結ぶインターネットが、グローバルな情報流通の経済を生み出している。このような時代には、グーグルやヤフー、ツイッターに代表されるような革新的なネット上のプラットフォームや、ｉＰｈｏｎｅ、ｉＰａｄのようなネットワークと結び付いてその機能を発揮する商品でなければ、付加価値を生み出す爆発的な力を持たない。「ものづくり」は、今や「ものづくり2．0」へと進化したのである。

インターネットは、偶有性のダイナミクスそのものである。一つのキーワードで検索すると、予想できる結果もあるが、同時に思いもかけぬ結果も出てくる。そのような「予想できること」と「予想できないこと」が入り混じったような状況が常態化しているのが、インターネットという現場なのである。

インターネット上では、構造的に世界中のさまざまな地域、人々、文化が、少数の「ノード」を経由して結ばれる、いわゆる「スモール・ワールド・ネットワーク」が実現している。このような「スモール・ワールド・ネットワーク」は、必然的に偶有性を運んでくる。自分の周囲を、予想できることばかりで固めることはできない。そうすることは不可能なだけでなく、不適切である。偶有性を避けることはできない。「偶有性の海」に飛び込んでこそ、画期的な新しい商品を生み出すことができるし、世界に広がるサービスも創造できる。

このような「偶有性」の時代に求められているのは、ある決まった知識を身に付けることではない。むしろ、大量の情報に接し、取捨選択し、自らの行動を決定していく能力である。異なる文化的バックグラウンドの人たちと行き交い、コミュニケーションしていく能力である。

そのような時代に、日本の教育現場の実態は「偶有性」から逃げてばかりいる。初等教育から高等教育まで、「標準化」と「管理」が支配的なモチーフであり、子どもたちが偶有性に適応するための能力が磨かれていない。旧態依然の教育観、学力観によって、時代遅れの教育が行われているのである。それでは「挑戦する脳」は育たない。

今や、日本の常識は、世界の非常識。この、さまざまな分野で成り立つ命題が、教育においても該当する。よほど根本的なところから、日本の制度、日本人のマインドセットを作り直さなければ、日本の再生は望めない。教育は、いわば将来の日本人のマインドセットを作っていくプロセスだけに、その影響は重大である。

日本では、初等、中等、高等教育で使われる教科書について「教科書検定」が行われている。とりわけ、歴史教科書の内容をめぐって、近隣諸国との間で論争が繰り広げられる。その度に、教科書検定の方向性の是非が問題になる。リベラルな立場から保守的な論調まで、さまざまな角度からの意見が交わされる。

ところが、国が教科書の内容を細かくチェックして、検定の「合格」「不合格」を出すという「教科書検定」制度自体が必要か、これからの時代にそぐうものなのかという議論は最近聞かれない。世界の「常識」からすれば、教育課程を国がそこまで標準化し、コントロールしようとすることが異常なのに、その異常な制度が暗黙の前提としてすり込まれてしまっている。

アメリカでは、教育の「標準化」が、日本ほど制度化され、コントロールされるというかたちでは行われていない。そもそも「義務教育」年齢の子どもでも、学校に通わせずに自宅で教育を受けさせる「ホームスクーリング」が合法的なものとして認められている。議論の焦点は、ホームスクーリング自体が合法的であるかどうかという点から、ホームスクーリングで教育を受けている子どもが、州の財政的支援を受けられるかどうかといった点に移ってきているのだという。

しばらく前、私はある講演会の控え室で、文部科学省の人に、「アメリカでは、ホームスクーリングで学ぶ子どもがいるけれども、あのようなやり方について、文科省としてはどのように考えているのか」と質問した。そうしたら、そんなことは想定外だというような表情をした。日本の文部科学省のマインドセットの中では、教育は「検定教科書」に基づき、「指導要領」に従って行われるものであるということが、いわば暗黙の前提とされてしまっているのだろう。

日本の教育の「標準化」は、初等、中等、高等教育の現場だけでなく、大学にまで及んでいる。文科省が「定義」する講義時間を確保するため、最近の大学では、国が定めた祝日にまで講義をするのだという。最初にそれを聞いたときには冗談かと思ったが、現場では実際に遵守されているらしい。一番不気味に感じたことは、大学教授たちが、とりたてて文句を言わずにいるらしいということだった。

文部科学省がアカデミズムの旗手であるはずの大学教授たちに授業日数についての「指示」を出し、それに教授たちが黙々と従う。ここには、日本の「学問」というものの、どこか根本的な測り間違いが象徴的に表れている。

そもそも、私たちの生命の根本には偶有性がある。一つひとつの生物の背後に、偶有性との長い付き合いの歴史がある。たとえば、今日酸素呼吸の担い手として欠かすことのできない「ミトコンドリア」は、もともとは他の生命体だったものが細胞内に共生したものと考えられている。進化の過程では、思いもかけぬ事態＝偶有性が避けられない。偶有性から離れるとき、私たちは生命の最も根源的な輝きを失ってしまう。

日本人の「偶有性忌避症候群」の背後には、おそらくは大いなる不安があり、怖《おそ》れがある。「人生の正解」から外れてしまうことへの恐怖。所属すべき「組織」や、自分が拠《よ》って立つべき「肩書き」を失うことへの不安。どの国、どの文化にもそのような傾向はある程度見られるが、日本人においては、「偶有性忌避症候群」がとりわけ強い。

この章の冒頭で、私は、「偶有性忌避症候群」を日本の風土病と書いた。現状を見れば、そのように断ぜざるを得ない。インターネット文明の母国であるアメリカでは、そもそも社会制度そのものが偶有性の存在を前提に組み立てられている。アジア諸国でも、成長に沸き立つ韓国、中国、台湾、シンガポールには、偶有性の海に喜んで飛び込んでいく若者たちがいる。

インターネットは、境界を破壊し、既得権を過去のものとし、新たな創発のプロセスを作る。世界中の人々が、国境や文化の違いを乗り越えて、ヴァーチャルに、あるいは物理的に大移動し、溶け合おうとしている。新しい文明を生み出す巨大な「坩堝《るつぼ》」に、才能があり、意欲にあふれた人たちが次々と飛び込み、切磋琢磨《せっさたくま》している。サッカーのワールドカップで選手たちが必死になってピッチの上を駆けめぐるように、全力疾走している。

一方の日本人は、自分たちが偶有性との間に作った「障壁」を前にして、ただ佇んでいるだけのように思われる。経済の不調よりも何よりも懸念すべきなのは、日本人の行動が、世界の趨勢《すうせい》と無関係なものになってしまうことである。こうして、日本列島が「偶有性忌避症候群」の中で静止している間も、世界の心ある人たちは、偶有性と直接向き合っている。そこから多くのことを学び、明日への成長の糧を得ている。

経済の不調で失われたGDPよりも恐ろしいのは、日本人が来《きた》るべき偶有性の文明へ移行する上で不可欠な学習機会を失うことだろう。偶有性の海に飛び込み、未知の領域に挑戦することでしか、今の苦境を脱することはできない。日本人の「挑戦する脳」が本気になるべきときが来ている。

12 アンチからオルタナティヴへ

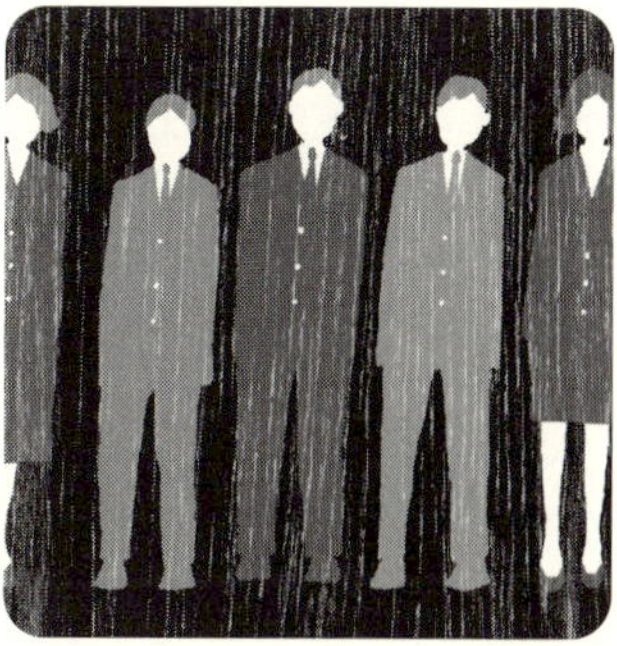

世の中にはさまざまな挑戦があるが、世の中を変える、という挑戦ほどにやりがいのある、そして意味のあることはないだろう。

かつて、日本の社会の中にも「社会を変えよう」という気運が盛り上がったことがあった。学生運動。多くの若者が迎え、めぐっていった政治の季節。なぜ、あのときのような「熱」がこの国にはもはや存在しないのかという問題は興味深い。しかし、その理路は単純ではない。

しばらく前から、私は、日本の「新卒一括採用」のあり方について怒りを感じていた。多様なキャリアを認めず、「新卒」という一律の生き方を強要する。何らかの理由で、「予定調和」な軌道を外れてしまった人たちの生き方を、「もう採用しません」というかたちで事実上拒絶する。

「履歴書に穴が空く」ことを、異常に恐れる社会。そんな日本のあり方に対して、私は強い違和感を抱いてきた。そのようなやり方をやめなければ日本は沈没すると、本当に信じていた。そして、信じている。

講演などで、「丸の内に本社があるようなリッパな企業は、大学卒業見込みじゃないとそもそも採用へのエントリーを受け付けないのだそうです。上等じゃないか。そんなことをやっているから、ドットとドットを結ぶような、越境的な仕事が日本から出てこないんですよ。マイクロソフトやグーグル、アップルのような革新的な企業は、すべて『中退者』によって創始された。組織に縛られた発想をしているから、ｉＰｈｏｎｅのような革新的な新製品が日本から出てこない。日本経済を長期停滞させているのは、新卒一括採用のような堅苦しい日本の社会のあり方です！」と断言していた。何とかして、日本の就職活動のあり方を変えたいと思っていた。

そんな気分が、このところ、幾つかの出来事をきっかけとして一気にしぼんでしまっている。一番大きかったのは、日本の就職活動に関わる事業をされているある企業の方々にお目にかかって、学生の「就活」の実態についてお話をうかがったことだったかもしれない。

いくらぐいぐいと押しても、容易には動かない巨大な石。みんなが、現在のシステムがベストではないとわかっていながら、どうすることもできずに佇んでいる。新卒一括採用を続ける企業の側も、その就活のシステムに必死になって合わせようとする学生たちも、「生きる」という奔流の中でもがきながら、ベストを尽くしている。懸命に適応している。その結果として、社会全体がパズルのピースが複雑に絡み合ったような状況になり、身動きがとれなくなっている。

敵も味方もない。存在するのは、「空気」のようなもの。敗者も勝者もない。みな、負けているとしたら、それは、社会の「空気」に負けている。そんな日本社会の構造が、「就活」の現場に関わっている方々の話を聞いているうちにとても「リアル」に感じられて、もうこれ以上、何を言っても仕方がないという気持ちになったのである。

「新卒一括採用」の件について、私は「白旗」を揚げたわけではないが、どちらかと言えば厭戦的《えんせんてき》な気分になってしまったのだ。

就活に関わる仕事をしている企業の方々と会ったのと同じころ、旅先のホテルの部屋で、夜一人、お酒を飲みながらインターネットで動画を見ていた。映画『ノルウェイの森』が公開されるというニュースに触発されて、「ノルウェーの森」で検索してみたら、ビートルズが行った録音セッションの音声が出てきた。ディレクターらしい男の「テイク・フォー」という声がまずは聞こえて、その後、例の印象的なギターの前奏が始まる。ところが、難しいらしく、途中で失敗して止まってしまう。「これは違う」「間違った」という声が聞こえて、再び弾き出す。

「三度目の正直」。やっとギターの難所を越えて、音楽がその先に続く。ジョン・レノンの聞き覚えのある声が耳に届くと、震撼《しんかん》を覚えた。

男が女に振られる歌である。文学的興趣にあふれている。簡潔な言葉で、自分の体験自体を突き放している。ジェイムズ・ジョイスの短編小説のように、磨き上げられた言葉が精密機械のように積み上げられる。

歌い終えて、ジョンは、三度目にしてようやくギターの難所を越えたことに対する喜びからか、「どんなもんだい！」と叫んだ。

これこそが、「オルタナティヴ」だ、と思った。身をもって、もう一つの音楽がどのようなものかを示すこと。自ら弾き、歌い、その結果に対して言い訳をしない。ビートルズだって、当時の音楽状況について、いろいろな異見があっただろう。それを、「こういう音楽はダメだ」という「アンチ」で示すのではなく、具体的な音楽という「オルタナティヴ」で差し出す。そんなビートルズのあり方、ジョン・レノンの生き方が、かっこいいと思った。

「アンチからオルタナティヴへ」。これからの時代に必要なのは、この精神であろう。脳の使い方としても、「アンチ」と「オルタナティヴ」はかなり異なる。

「アンチ」とは、つまりは、自分が気に入らないもの、ダメだと思うものに対して正面から向き合うということである。その欠陥、短所を言い募る余り、かえってとらわれてしまう。「アンチ」の立場に身を置くものはまた、巨大な悪に対する正義の味方であるかのような勘違いをしやすい。ただ異を唱えているだけなのに、大きな相手と同等のスケールにまで自分が成長したと勘違いする。

　後発の企業が支配的大企業に追いつくための戦略の一つが、「アンチ」な比較広告をすることだそうである。「アンチ」あるいは「vs.」になった瞬間に、多くの人々が対等な大きさだと錯覚する。そのような認知的な脆弱さが人間にはある。広告戦略としては有効でも、そこには、批判者の精神を鈍らせる危険な媚薬《びやく》がある。

　日本におけるかつての学生運動がやがて力を失っていったのも、それが「アンチ」に留まって、本格的な「オルタナティヴ」を示せなかったからだろう。ビートルズの『ノルウェーの森』の録音を聴いたのと前後して、往時の学生運動の記録映像を見た。みなでスクラムを組んで、行進している。同じようにヘルメットをかぶり、マスクをして、ゲバ棒を持って歩く。そこにあるのは集団主義であり、個性は埋没している。その映像を見ても、今の若者たちが同じことを繰り返したいと願うとはとても思えない。

　ビートルズは違う。彼らの記録映像を見ると、今でもかっこいいと思う。個人の生き方として、具体的な道筋を示している。ヒッピーとなって髪を伸ばした四人も、サイケデリックなアニメに登場する彼らも、雪の上に手をつないで倒れる彼らも、すべてかっこいい。

そんな生き方を目指したいという若者が今後出てきても、おかしくはない。彼らが、具体的な生き方の「オルタナティヴ」を示しているからである。

「アンチ」と「オルタナティヴ」は、脳の使い方が違うと述べた。「アンチ」は、分析や批評が中心であり、下手をすれば反対している対象に対して「おんぶにだっこ」になる。それに対して「オルタナティヴ」は、不満のある現状から飛び出したある生き方を、具体的に示さなければならない。それは、一つの「創造」の行為である。

今の社会のあり方にとらわれていては、「オルタナティヴ」を示すことはできない。むしろ、そこから離れなければならない。現実とは無縁の自由な空間の中に、羽ばたかなければならない。何よりも、「オルタナティヴ」を示すには、自ら身体を張らなければならない。他人任せでは、「オルタナティヴ」になることはできない。自ら工夫して、失敗し、そして傷付かなくてはならないのだ。粘り強く試み続けなければならない。『ノルウェーの森』の前奏のギターを、三度目にしてようやく成功させるように。

「新卒一括採用」は国際的に見ても日本にだけ見られる奇妙な慣習。ずっとどこかの組織に所属しているというかたちで「首輪」が付いていないと安心できない日本人のメンタリティ。この新卒一括採用は批判されて当然だが、かといって「アンチ」だけでは物事は進まない。

「アンチ」の悪弊の一つは、それが「モノカルチャー」であることだろう。「アンチ」を現状批判という軸に固定することで、かえって視野狭窄《きょうさく》に陥ってしまう。それに対して「オルタナティヴ」は異なる。現状に対しては、一つの「アンチ」しかないのに、「オルタナティヴ」は百花繚乱《ひゃっかりょうらん》、さまざまな可能性があり得る。

「あなた」が身体を張って、リスクを冒して示す「オルタナティヴ」。あなたの話を、みな真剣に聞くだろう。しかし、それがすべてではない。他にも、たくさんの「オルタナティヴ」があるかもしれない。そのような「オルタナティヴ」がたくさん登場して、それらの間で大競争が起こるかもしれない。そのときに、あなたの「オルタナティヴ」が、あなたにとってどれほど後生大事なものだとしても、必ず世の中で使われ、人口に膾炙《かいしゃ》するという保証などない。

「アンチ」を気取っているうちは、人は案外良い気分でいられる。いわば、花見酒に酔っているようなもの。自分が一人前の活動家であるかのような錯覚の中にいられる。「オルタナティヴ」を志した瞬間、心細さが忍び寄ってくる。不安は、二つの側面から来る。一つは、いよいよ自分の身体を張って、ある生き方の道筋を示さなければならないということ。また一つは、自分が示した「オルタナティヴ」は、所詮《しょせん》「その他大勢」のうちの一例に過ぎず、それが世に行われるかどうか、確証などないこと。

「新卒一括採用」以外のやり方で、働き方、雇用主と求職者の間のマッチングを、どのようにシステム構築することができるか。「大学卒業見込み」というような、典型的な経歴ではなく、たとえば卒業した後に外国を放浪してきたり、ボランティア活動をしたり、自分で起業しようとしたというようなキャリアを、どのように評価し、採用へとつなげることができるか。そのような具体的な「オルタナティヴ」を示してこそ、初めて現実という重い石を動かすことができるだろう。

「オルタナティヴ」の心細さの中にこそ、人間の脳を育む機会がある。人は、「オルタナティヴ」の中に身を置くことで、初めて生の偶有性にさらされる。「アンチ」から「オルタナティヴ」へ。それは、「挑戦する脳」にとっての一つの必然的な道筋であり、私たちが自分たちの生の可能性を発露できる、唯一の方法である。

私は、一つの「オルタナティヴ」を示せているか。「もう一つの生き方」を実践しているか。社会を革命するなど、おこがましい。まずは自分一人の生き方の「革命」を。自身の意志でどうにでもなると思いがちな人生でさえ、革命を起こすことがいかに難しいか。社会という重い石が動き始めるのは、一人の生き方に革命が起こり、具体的な「オルタナティヴ」が示されてから、ずっと後のことなのだ。

13 挑戦しない脳

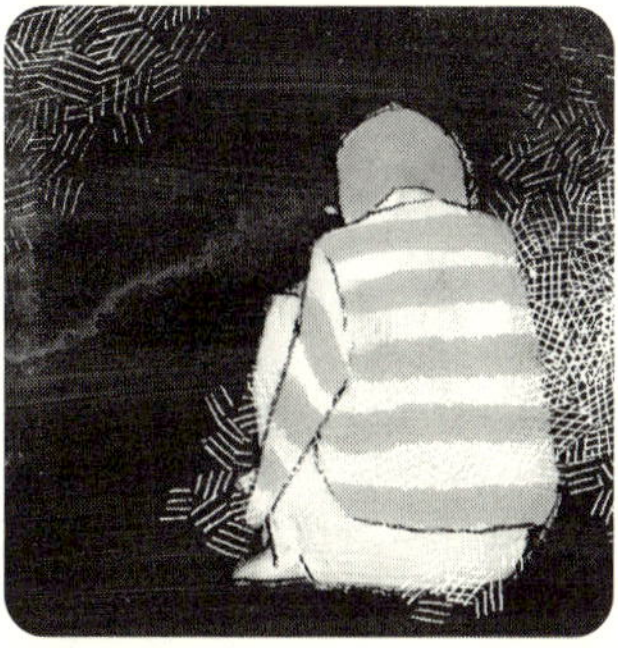

脳の研究をしているというのは、いろいろな意味で因果な仕事である。さまざまな「副作用」もある。ものの見え方、感じ方が「普通の人」とは異なるものになってしまうというのも、「副作用」の一つであろう。
人間のさまざまな性質を、「脳」の機能を通して解明していく。その過程で、性格や癖のようなものも、「脳」の働きである程度は説明できることがわかってきてしまう。
落ち着きがないとか、自分勝手であるとか、あるいは悪意に満ちているとか。そのような人の性格を、「脳科学以前」の人間は、究極的にはその人の「自由意志」に帰して説明してきた。だから、心がけが悪いとか、気持ちを入れ替えれば直せるとか、そんな風に評価してきた。

私も、自然人として、他人の性格を嫌だと思ったり、こいつは良いやつだと感じたり、いろいろなことを考える。そんな中で、ついつい、こんなに不愉快なのは、こいつの責任だ、心がけが悪いから、こんな性格になってしまうのだと思うこともある。

一方で、その度に、いや待て、と言い聞かせている自分もいる。この人がこんな性格になってしまったのは、気持ちの持ち方のせいではないのだ。この人の脳が、そのようになっているのだ。脳の中の、前頭前野を中心とする「性格」を作り出す回路が、そんな風なパターンになってしまっている。だから、本人の意志とは関係なく、こんな人になってしまっている。そんな風にも考える。

不思議なことに、「こいつの脳のせいだ」と思うと、腹が立たない。仕方がないんだ、と思う。同時に、どこか寂しい気持ちがしてくるのも事実である。その寂しさは、人間の「自由意志」が否定されたように感じる点にあるのだろう。

厳密なことを言えば、そもそも、人間には「自由意志」があるのかどうかはわからない。今日における主流的な考え方は、人間がやろうと思ったことはすべて事前に「決定」されている、すなわち「決定論」に基づくものである。世の中は決定論なのだが、それにもかかわらず人間は自由意志（という幻想）を持つ。つまり、人間が自由意志を持つということは決定論と両立するという、「両立説」が主流となっている。

両立説の下では、ある人の性格が悪いのは、その人の脳回路の特性による「決定論」の結果でもあるし、（その人が、意識を持ち、自分の心の状態を認識して、自由に意志決定できるという幻想を持つという意味においては）その人の心の持ち方のせいでもある。だから、誰かの性格が悪いのは、その人の心がけのせいだと思ってもいいし、その人の脳によって決定されたことであると考えても良い。

科学者といえども、生きる上で常に科学のことを考えているわけではない。日常の中では、やはり、心がけが悪く、性格が悪い人のことを見たら、その人のせいだと思って腹も立つ。これは、人間としてある程度仕方がないことだし、また、生きていく上で必要なことでもある。

他人から見て、好ましくない振るまいをしている人に対して、「君がそんな風にしているのは、君の脳のせいだね。残念だけど、仕方がないよ」と言ったところで、状況が良くなるわけではない。本人にしたところで、何かバカにされているような、人間扱いされていないような気持ちがすることだろう。

やはり、「自由意志」という幻想をいったんは認めた上で、「君のやっていることは間違っている」「心を入れ替えたまえ」「その性格は、何とかならないのかね」などと話しかける。これが、人間としてまずはまっとうなやり方なのだろう。それを聞いた相手の中で、私の言葉が処理される。その結果、脳活動に影響が生じる。眼窩《がんか》前頭皮質を中心とする「反省」の働きが生まれるかもしれないし、それに伴って、側頭連合野のさまざまな記憶の回路も活動を始めるかもしれない。

結果として、最終的に「性格が悪い」人の行動に変化が生じるかどうか。その帰結はわからない。しかし、現状では、性格が悪いのは脳のせいだと思っても、どの回路をどのようにいじったら性格が良くなるのか、知見として明らかではない。しかも、将来的にいっても、脳の回路を操作して性格を変えることが原理的に可能なことか、また可能だとしても倫理的に好ましいことであるかどうかはわからない。

前頭前野の一部を破壊すると、粗暴な性格が直るという「ロボトミー手術」は、創始者にノーベル生理学・医学賞が与えられたくらいに一時は注目された発見だった。しかしその後、前頭前野の機能が明らかになるにつれて、破壊された患者は、単に前頭葉の統合機能を失っているから「大人しく」見えただけだということがわかった。倫理的に、そんなに乱暴なことが許されるはずがない。映画『カッコーの巣の上で』(一九七五年)は、ロボトミーの悲劇を描いている。今となっては、「ロボトミー手術」に授賞したことは、ノーベル賞委員会の犯した最大の誤りだとしか言いようがない。

結局、他人の行動を変えようと思えば、その人に話しかけ、説得し、感化するという伝統的なやり方が、まずは試みられるべきだということになるのだろう。もちろん、その人がそうなっているのは、脳の回路のせいである。脳の回路を変えれば性格も変わるだろうが、その道筋は難しく、遠い。間接的なように見えても、まずはその人の主観性を尊重し、ゆっくりと働きかけることが、人間としてまずは試みられるべき「オプション」である。

このことは、個人の「尊厳」を何よりも大事に思うイマニュエル・カントの考え方にも通じるかもしれない。

ところで、人間の性格はさまざまであり、その生き方にも多様性がある。どんな性格が好ましいと考えられるかは、時代背景や社会のあり方、その人の置かれた立場といった「文脈」によって異なる。

江戸時代には、日本はどちらかと言えば「階級」や「役割」が固定化された安定した社会だった。従って、自分の「分」をわきまえていれば良かったのであって、新しいことに「挑戦」することには余り意味があるとは思われていなかった。

状況が変わり、「挑戦すること」に価値が見いだされる時代になった。グローバルな競争の中、さまざまな新しい商品やサービスを生み出す「イノベーション」に挑戦することが、個人としても国としても求められる状況になっている。

そんな時代に、日本人は「挑戦する」気持ちが足りないとされる。大きな組織に所属することで満足してしまったり、あるいは「肩書き」で人を判断したり。坂本龍馬らが活躍した幕末のドラマを夢中になって見る割には、自らは組織を「脱藩」して「個人」として活躍することをしない。そんな日本人の性格が、「失われた十年」「失われた二十年」の大きな要因となっていることは事実であろう。

日本の学生は、「挑戦する」ことをすっかりしなくなっているとの評判である。そもそも、外国に行こうとしない。一昔前は、「留学」することは大きな夢だった。「外国に勉強にいく」という考え方そのものに、輝きがあり、魅力があった。今では、外国に行っても目新しいものは何もないし、面倒くさいという学生が殆どなのだそうである。

「タイムズ高等教育」誌による二〇一〇―二〇一一年の世界大学ランキングで一位となったハーバード大学。関係者に聞いたところでは、中国からは四〇〇人くらい受験して、二〇〇人が合格するのだという。韓国からは二〇〇人くらいが受けて、一〇〇人が合格する。ところが、日本からは、せいぜい十数人しか受験せず、合格者も一人程度。日本の学生は、すっかり内向きになってしまった。

「挑戦する」ことは、何よりも大切である。しかし、一見「挑戦していない」状態をただ「さぼっている」と片付けるのでは、科学は成り立たない。日本人が、全体として「挑戦する」ことに尻込みしているとすれば、日本人の脳が全体としてどうしてそんな風になってしまっているのか、説明がなされなければならない。

もちろん、「性格の悪い人」を前に、本気で怒ったり、注意をしたりすることが経験に照らしてある程度有効であるように、日本人が「挑戦をしない」ことについても、怒ったりアジテーションしたりする人が出てきても良い。日本の高校生に向かって、「もっと外を見ろ」と言ったり、社会人に対して、「組織や肩書きで人を見るな」と主張したりすることは、「挑戦をしない」日本人の性格を変える上で、ある程度の効果があるだろう。

その一方で、「日本人が挑戦をしないのは、脳がそうなっているからだ」という視点も、欠かすことができないように思われる。日本人が、統計的に見て有意に、挑戦しない性格になっているという事実がある。日本人の脳の形成における、ある明確な傾向として、科学的に説明されるべき現象がそこにあるはずなのだ。

もちろん、「脳がそうなっている」といっても、遺伝のせいではない。日本人に固有の遺伝子があって、そのせいで日本人の脳が「挑戦しない脳」になっているという仮説は、科学的に否定し切れるものではないものの、事実上あり得ないと言って良い。それよりも、日本人が成育する過程で、一人ひとりが置かれている環境の中に、日本人を「挑戦しない脳」にしている根本的な要因があるように思われる。

ひいき目で見るわけではないが、日本人は決してバカではない。二〇一一年末の時点で、日本人のノーベル賞受賞者は、すでに一八名。非欧米諸国の中では、例外的に多い。明治維新で奇跡的な近代化を成し遂げ、第二次世界大戦の後も、灰燼《かいじん》の中から復興を成し遂げた。学力低下が喧伝《けんでん》されるとは言いながら、依然として勤勉。マンガを含めて、活字を熱心に読む傾向は諸外国に比べても強い。その日本人が、「挑戦しない脳」になっているとするならば、そこにはそれなりの理由があると考えなければならない。

なぜ、日本人は「挑戦しない脳」になっているのか。鍵となるのは、「適応」という考え方である。脳は、自分が置かれた環境に「適応」する驚くべき能力を持っている。この世に生まれ落ち、育っていく中で、周囲の環境に合わせて脳の回路が形成されていく。日本人が「挑戦しない脳」になっているとすれば、日本人の脳の成育環境の中に、挑戦しないことの方が適応的であるという、そんな因子があるに違いない。

挑戦しない人を前に、「もっと挑戦しろ」と言う。それは、人の心の動きとしては自然なことである。その一方で、「挑戦しない人」がそうなってしまっているのは、脳の回路の特性であるという視点も欠かせない。とりわけ、一つの国全体の傾向のように、「マクロ」な現象を前にしてはそうである。

日本人はなぜ「挑戦しない脳」になっているのか。この、顕著かつ困った事実を前に、私たちは二つの選択肢を持つ。一つは、「もっと挑戦しろ」という説得であり、もう一つは、そのような脳を作り出した環境要因を明らかにすることである。後者のアプローチにおいては、もし環境要因のパラメータを調整することができれば、人々の性格をゆるやかに、しかし確実に変えていくことができるだろう。

14 死に臨む脳

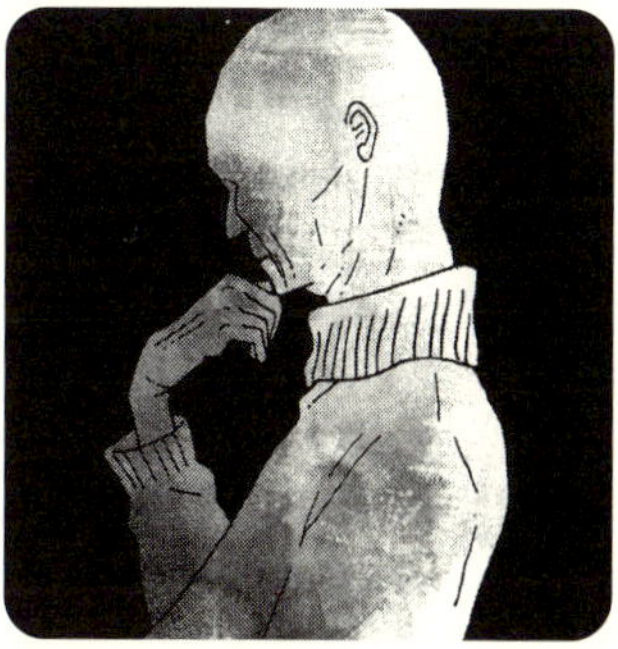

人間の脳は、生まれてからずっと何らかの「挑戦」をし続けている。終わりなき挑戦の最も大きなテーマの一つは、変化し続ける状況、刻々と展開する環境に適応し続けることである。

とりわけ、若いときには、次々と新しいことを学ぶというチャレンジがある。一つひとつ、ハードルを越える度に、新たな世界が開ける。そのような階段を上ることが、人生を形づくる。

もちろん、「挑戦」は、若いときだけとは限らない。中年、老年になっても、脳にとっての挑戦は続く。脳は、完成することのない「オープン・エンド」なシステムである。何歳になっても、人間は新しいことを学び続けることができる。「私にはできない」という思い込みにとらわれない限り、何歳になっても、人は新しいことを習得することができるのである。

もっとも、人生が熟してきて、そろそろ「秋」を迎えるようになるころから、人間は、それまでにない学習課題を背負うようになる。すなわち、自分の肉体や精神が次第に衰えていくという、「下り坂」の事態に対する適応である。

脳の老化には、人によって差異がある。加齢に伴って弱るのは、たとえば記憶能力である。記憶は、まずは海馬《かいば》を中心とするネットワークに蓄えられ、それから次第に大脳新皮質へと移行していくものと考えられる。いったん、大脳新皮質の側頭連合野に蓄えられてしまえば、もう海馬の助けを借りなくても維持、想起することができる。そのような長期記憶は、「安定している」。年寄りになっても、大昔のことを覚えているのは、安定した長期記憶として脳の中に蓄えられているからである。

加齢とともに最初に怪しくなってくるのが、「直近」の記憶である。すでに大脳新皮質に安定して蓄えられている長期記憶ではなく、新たに記憶のシステムに付け加えられていくべきことが危うくなってくる。昔のことはよく覚えているのに、昨日や一昨日のことがうまく思い出せない。昨日の夕食、一昨日の昼ご飯を思い出すことができなかったり、思い出すのに時間がかかったりする。

直近のことについての、「エピソード記憶」も危うくなってくる。人生で起こったさまざまな出来事（エピソード）を記憶する働きにおいて本質的なのは、「いつ」「どこで」「誰と」「何が」「どうした」といった、さまざまな要素が結び付くことである。このような結び付きが、加齢とともに怪しくなる。たとえば、ある歌手についての記事をどこかで読んだことは覚えているのだけれども、どの雑誌や新聞だったのか、どこで読んだのかは思い出せない。もちろん、若いときにもそのようにあやふやなことはあるけれども、加齢とともに、エピソード記憶が不鮮明になるケースが増えていくのである。

次第に衰えていく自分の能力に対して、どのように対応し、生きていくか。ここには、人間の「挑戦する脳」にとっての重要な課題がある。とりわけ、「認知症」のように、認識し、記憶し、行動する脳の働きが失われていく症状に見舞われた人にとっては新たな「挑戦」が生まれる。本人にとっては、自分を取り囲む世界がわからなくなり、今までとは違った状況に投げ込まれる「不安」や「恐怖」を乗り越え、いかに生活を成り立たせるか。また、周囲の人たちにとっては、いかに認知症の人を支えることができるか。本人にとっても周囲にとっても深刻なこの課題は、社会的な意義も増している。

次第に衰えていく精神や肉体。その先に待っているのは、人間の脳にとっての最大の、そして最後の挑戦である「死」である。

「死」は、誰にとっても避けられない。もちろん、若いときでも、病気や事故で突然の死に見舞われることもある。しかし、年を重ねるにつれて、「死」の確率は急速に増えていく。何が起こるかわからないという生の「偶有性」は、若いときには、新しいものとの出会いや、感動、自身の成長というかたちで訪れる。年を取ってからも、このような意味での「偶有性」は存在し続けるが、加えて、新しい「偶有性」も立ち現れる。すなわち、自分がいつ死ぬかわからないという意味での「偶有性」である。

養老孟司さんは、一年後といった期日で講演を依頼されると、「来年生きていたら伺います」と答えられるという。もちろん冗談だが、よく考えてみると、私たちの誰にとっても、本当は戯れではないことがわかってくる。若い人だって、一年後に生きているかどうかはわからない。ましてや、高齢になるほどに、まさに「明日をも知れぬ」命となっていく。誰だって、いつまでも生きていたい。死ぬのは嫌である。それでも、「死」が避けられないとわかったときに、一体どのように心構えをして、そうして死んでいくか。ここに、人間の脳が最後に直面する、ある意味では人生最大の「挑戦」がある。

脳の中には一〇〇〇億の神経細胞があり、これらの神経細胞の活動から、私たちの意識が生まれる。意識が存在することの意義については、さまざまな議論があるものの、未だ定説はない。意識は、科学にとって最大のミステリーだが、私たちの経験に照らし合わせて考えてみると、「生きる」ことに資する、意識の重大な役割があることがわかる。

私たちは、意識があるからこそ、「死」を恐れる。生きるということは危険に満ちており、うかうかしていればいつ死が訪れるかわからない。道をぼんやり歩いていれば車に轢《ひ》かれてしまうかもしれないし、水の中に不用意に入ればおぼれてしまうかもしれぬ。高いところから飛び降りれば即死だし、夏の炎天下ずっと走り続ければ熱中症で倒れる。

私たちの生きる現場は、ほんの少しでも「油断」すれば生命の維持が脅かされるような、そんな危険に満ちている。そんな中、私たちは何とかして死を避けようと、細心の注意を払って日々を送る。その際に、「意識」、なかでも自分自身を振り返り、認識する「自己意識」が、生き存える上で重大な役割を果たすのである。

生きていればこそ、時々刻々と経過していく「意識の流れ」を感じることができる。死んでしまえば、そのような自分はいなくなる。死によって、自分という存在が「無」になってしまうということほど、意識ある私たちを畏怖させることはない。

意識するからこそ、「死」は恐ろしい。私たちの意識は、強烈な自己保存の衝動と結び付いている。意識の役割が何なのか、現時点ではその本質も全貌《ぜんぼう》も明らかではないが、私たちを「死」から遠ざける、強烈な安定化装置として機能していることは疑いない。そこに、意識の進化論的に見た第一の意義がある。

明治時代の思想家、幸徳秋水《こうとくしゅうすい》は、「大逆事件」に関して責任を問われての刑死を前にした心境を、執行後に監房内で発見された絶筆『死刑の前』でこのように綴《つづ》っている。

「いな、人間の死は、科学の理論を待つまでもなく、実に平凡なる事実、時々刻々の眼前の事実、なんびともあらそうべからざる事実ではないか。死のきたるのは、一個の例外もゆるさない。死に面しては、貴賤・貧富も、善悪・邪正も、知恵・賢不肖も、平等一如である。なにものの知恵も、のがれえぬ。なにものの威力も、抗することはできぬ。もしどうにかしてそれをのがれよう、それに抗しようと、くわだてる者があれば、それは、ひっきょう痴愚のいたりにすぎぬ」

今日では、幸徳秋水は「えん罪」だったとするのがほぼ定説とされる。達観しているようでいて、どうしても込み上げてくる無念の思いがあったことだろう。究極の不条理の中、死を前にして何とか自分を納得させようとする、そんな魂の格闘の軌跡が、その文章の中に顕れている。

私たちは、全員、一人残らず「死ぬ」運命にある。そのことが、意識ある人間にとって余りにも過酷であり、また恐ろしいことであったがために、古来、さまざまな「準備」の方法が考えられてきた。宗教は、そのような多数の試みの一つである。「死後の生」についても、重大な関心が持たれ、さまざまな想像がなされ、理論が構築されてきた。

日本で大きな影響力を持ってきた仏教は、その始原においては「死後の生」などについて一切語らない「無記」を貫いていた。魂があるのかないのか、死んだらどうなるのか、天国に行くのか地獄に行くのか、そのようなことについて一切語らないという仏陀《ぶっだ》の徹底した態度は、しかし、民衆にとっては特に過酷であったのだろう。

仏教の実践においては、死後の「極楽浄土」のヴィジョンが語られることも多かった。死は確かに恐ろしい。だからこそ、「死」という通過儀礼の向こうには、魂を慰安させる別世界が待っていて欲しい。たとえ仏陀の教えに反するようでも、そのような願いが生じることは人間として仕方がない。

幸徳秋水は、刑死を前にして、一人の理性を持った思想家として自分の心を落ち着かせようとした。それに対して、仏教芸術は、より直截的《ちょくせつてき》なイメージに訴えかけることで、「死」を前にして畏怖する意識ある人間に、「心の準備」をさせようとする。

京都、知恩院に所蔵されている『阿弥陀《あみだ》二十五菩薩来迎図《ぼさつらいごうず》』は、臨終を迎えた行者のもとに、阿弥陀如来が雲に乗って彼方からやってくる様子を描いたものである。阿弥陀如来が乗る「来迎雲」のスピード感あふれる描写が印象的なため、『早来迎《はやらいごう》』と呼ばれる。

死を前にして、意識ある人間は不安である。もうすぐ、後生大事な「私」がこの世から消えてしまう。そのような恐ろしい事態を前に、心の平穏をもたらすヴィジョンがあれば、すがりたい。たとえ、それが現実ではなく、仮想であっても、いや、仮想であればこそ、それを頼りとしたい。そのように思うのは、限りある生の中にある人間にとって、当然のことかもしれぬ。

阿弥陀如来が、取るに足らないこの自分のために、魂を救うため、無限の彼方から雲に乗ってやってきてくれる。いわば、「魂の救急車」。そんなヴィジョンを、死に際して見ることができたら、意識ある人間は、どんなにか慰撫《いぶ》されることだろう。

『早来迎』は、どのように成立したのだろうか。想像してみるとしみじみとした心持ちがする。人間の「挑戦する脳」が、死という人生最後のチャレンジを前にして生み出し、抱く幻視に関わる芸術がここにある。

ところで、死に瀕《ひん》した人間が、日常から離れた、鮮烈なる体験をすることがある。いわゆる「臨死体験」(Near Death Experience) と呼ばれる現象である。光のトンネルを見て、その中を上昇していく。光の向こうに、自分を迎える人が見える。お花畑の中を歩くなどの、「死後の生」をかいま見る。病院のベッドの上に横たわっている自分を、天井から見つめている。

このような「臨死体験」は、死という最後の挑戦を前にしての、意識ある人間の脳の精一杯の対応であると考えられる。「臨死体験」から読み取られるべき意識と死の関係とは何か？　その幻視の中に、人間のどのような願望が込められているのか？

死から逃れることのできる人が誰もいない以上、私たち全員にとっての切実な問題が、そこにある。

15 臨死体験

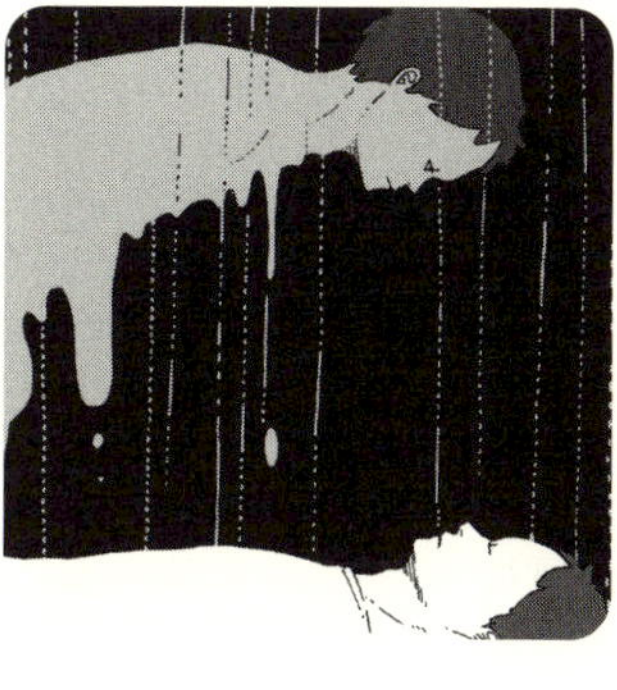

死を前にした人間が、鮮烈な「死後の生」のヴィジョンを見たり、あるいは「神」と思われる存在に遭ったりする。病床に横たわっている自分を天井から見下ろしたり、その周囲で処置をしている医師たちの姿を目撃したりする。「臨死体験」と呼ばれる現象である。
もちろん、臨死体験を報告する者は、本当に死んでしまったわけではない。生きているからこそ、その経験について他人に伝えることができる。あくまでも、まだ生きている人が、一時的にまさに死に瀕するほど危機的な状況に至ったときに経験する独特の世界。そ

れが、臨死体験なのである。

近年になって、臨死体験が注目されるようになった理由の一つは、医療技術の進歩にある。治療法、生命維持技術の発展により、従来であればそのまま亡くなっていたはずの患者さんが蘇生《そせい》するようになった。医療現場において、患者の心のケアをするという実際的な目的からも、臨死体験の存在がクローズアップされるに至ったのである。

14章でも触れたが、臨死体験の内容は、多岐にわたっている。「光のトンネル」を抜けるという経験を報告する者もいる。先にこの世を去った、親戚や友人たちと再会したとする者もいる。お花畑の中を歩いたという人もいれば、逆に地獄のようなヴィジョンを見たと報告する人もいる。また、そのような具体的なイメージを超えて、より抽象的な、「自己」や「時空間」といった限定を超えた経験を語るケースもある。

臨死体験の内容は、その人が育ち、生きてきた社会の文化的背景によって左右される。キリスト教徒ならば、「光のトンネル」の向こうで手を広げて自分を待っているのは、「イエス・キリスト」その人だと解釈するだろう。仏教文化圏の中で育った人ならば、「死後の世界」のヴィジョンは、仏教における「極楽」や「浄土」のイメージの影響を受けているかもしれない。一方で、過去に聞いたり、経験したりしたことからは類推できないような鮮烈なヴィジョンを見るというケースもある。しかし、そのような事例が、本当にその人の過去の経験を超えたものであるのかどうかを検証することは難しい。私たちはより日常的な「夢」においても、それまで経験した範囲を超えた世界をかいま見ることがあるのだ。

臨死体験と呼ばれる一連の経験が存在すること自体は、疑う余地がない。では、それがどのような意味を持つのかということについては、さまざまな解釈があり得る。それが、「死後の世界」の実在を証明すると考える人もいるかもしれない。あるいは、「魂」の実在が示されたと主張する論者もいる。

臨死体験については、各種の解釈があり得るが、今日における科学的な知見を総合すれば、脳の神経細胞の活動によって生み出された「脳内現象」以外ではあり得ない。それが、どんなに奇妙で、容易に想像できないような経験世界であったとしても、あくまでも脳の中の神経細胞の活動によってもたらされたものと考えるしかない。

そもそも、私たちが経験する日常の現実自体が十分に不思議である。私たちは、たとえば部屋の中にいるとき、椅子やテーブル、カーテンといったさまざまな「情報」が脳の中に入って、ただそれを見ているだけだと思い込みがちである。しかし、本当は、すべては脳の神経細胞の活動によって生み出されている。網膜から入る光は、神経活動を引き起こす一つのきっかけに過ぎない。「自分は今、部屋の中にある椅子やテーブル、カーテンを見ている」と思い込んでいるときも、実際に私たちが経験しているのは神経細胞の活動がもたらした「脳内現象」なのである。

私たちに鮮烈な経験をもたらす上で直接的なのは「外界」の存在ではなく、脳の中の神経細胞の活動であるということは、カナダで活躍した脳外科医ワイルダー・ペンフィールドが一九五一年に書物で報告した一連の「実験」によっても明らかである。ペンフィールドは、脳の手術をする際にできるだけ影響を与えないようにという目的で、さまざまな部位を刺激して、それぞれの領域がどんな機能を持っているかを調べた。その過程で、脳の側頭葉を刺激することで、過去の出来事をリアルタイムで経験しているような、臨場感のある記憶を呼び覚ますことができることを示したのである。

臨死体験は、あくまでも神経細胞の活動に伴う「脳内現象」として起こる。しかし、その内容は、日々の体験とはかけ離れていることが多い。とりわけ非日常的な臨死体験としては、自分の身体をあたかも外部から見ているかのように観察する「体外離脱」体験や、自分自身の人生を短い時間に「走馬灯」のように振り返る「人生回顧」体験がある。

このうち、体外離脱体験は、脳の中で「身体イメージ」を作っている回路の「誤作動」で起こるものと考えられる。私たちは、普段、「このような行動をすると、このような感覚のフィードバックがある」という関係を通して、自分の身体のイメージを作り出している。たとえば、指で自分の胸を突いたときに、「触れる」と「触れられる」という感覚が同時に起こること（「ダブル・タッチ」）によって、自分の身体の範囲を確認しているのである。

体外離脱体験は、身体イメージを支えている運動と感覚のフィードバックが、通常と異なるかたちで与えられることで生じるものと推定される。

臨死体験における「天井に浮かんでベッドに横たわっている自分の姿を見ている」といった劇的なかたちにこそ至らないものの、部分的な体外離脱体験を引き起こすことに成功した研究報告もある。ゴーグル状のヴァーチャル・リアリティの装置を用いて、被験者に、背中が突かれるのと同じタイミングで、離れた場所に見える自分自身の背中が突かれる映像を見せる。このようなフィードバックを与えると、被験者はあたかも身体がずれた場所にあるように感じるのである。

脳の特定の部位（側頭頭頂接合部）に対する直接刺激で、体外離脱体験がもたらされるという研究報告もある。側頭頭頂接合部は、倫理的な判断を行う際にも活動することがわかっている。私たちの倫理の感覚が、「自分はここにいる」という身体の知覚と深く結び付いていることを示唆する知見である。

先に述べた「人生回顧」も興味深い現象である。なぜこのようなことが起こるのだろうか？　死に瀕した状態は、日常で経験する状態とはかけ離れているため、人生で経験したさまざまなことの記憶のうち、今直面している状況に「適応」できるものを探そうとしているとも考えられる。どんなに「検索」しても、適応する上で役立つような体験が見つからないために、記憶のシステムがいわば「暴走」するというわけである。

臨死体験については、さまざまな知見があり、また、現在も研究が続けられている。その本質についていろいろな角度からの議論があるが、そもそも、このような現象は一体なぜ存在しているのだろうか。

死は、人間の脳にとって最後の、そして最大の「挑戦」である。脳が生み出す意識にとって、自分自身の存在が消えてしまうということ以上の恐怖はない。死後には自分がもはや存在しないという事実に対する不安。その上、死に至るプロセスは、多くの場合苦痛を伴う。生まれ落ちて、幼子として周囲のさまざまなことを学んでいく「上昇期」の挑戦とは全く性質の異なる、この世と「お別れ」するための「終末期」の挑戦。それがどんなに嫌でも、私たちは一人残らず向き合わなくてはならない。

「臨死体験」は、死に対して脳が向き合う際の、何らかのメカニズムそのもの、あるいはその副産物を反映しているものと思われる。それは、いわば生涯にわたってさまざまな挑戦を積み重ねてきた脳にとっての、「閉幕のダンス」である。その際に経験されるべき「脳内現象」が、鮮烈な「死後の世界」のヴィジョンや、体外離脱体験などとなって私たちの前に顕示される。

臨死体験者の多くは、「一線」を越えるとそこにはもはや死の恐怖はなく、ただ絶対的な平穏と幸福感があったと報告する。体験者は、結果として大いなる人格の変容を経験することがある。「生還後」には、それまでのようには現世的なことに執着しなくなったり、周囲の人間に寛容になったり、死ぬことが怖くなくなったなどの、ポジティヴな変化を報告する事例もある。

死に瀕して、人間がむしろ幸福感をさえ感じることは、苦痛を打ち消すためにエンケファリンなどの脳内麻薬物質が放出されることで説明できる。また、「お花畑」を歩いたり、「光のトンネル」を抜けたりといった余りにも鮮明な経験も、それまでの人生の中で蓄積されてきたさまざまな経験が「編集」されて創成されると説明できる。

「臨死体験」の多様な側面を、通常の脳科学の言葉で、経験事実と整合性のあるかたちで解釈することは可能である。たとえば「光のトンネル」を抜けるという体験については、母の産道を通り抜けるという出生の記憶と関係するのだという説がある。それでもなお、死に瀕してそのような経験を持ち得るという事実自体が、どこか、私たちの人間観を動揺させ、深く考えさせる何ものかを含んでいる。

そもそも、私たちはなぜこの世に生まれ、日々を重ねていくのだろうか? 人生の目的とは、つまりは何なのか? 私たちは、自分自身を複製することを目指す「利己的遺伝子」の乗り物に過ぎないのか？　人間は、なぜ意識を持っているのか？　こんなにも確かに存在する「私」の意識は、死んでしまったら一体どうなるのか？「死」は、絶対的な「無」を意味するのか？

脳内現象としての臨死体験は実在する。一方、臨死体験にまつわるさまざまなイメージは、おそらくは幻想である。プラトンの『国家』やチベットの『死者の書』などに記された「臨死体験」の記述は、さまざまな体験者の報告に、独自に発展した宗教的解釈、想像が加わって成立したものであろう。古来、宗教者が語ってきた「死後の生」のヴィジョンは、おそらくは「幻想」の領域に属する。もっとも、幻想であることは切実であることと矛盾しない。

近代的な意味での「臨死体験」という概念ができ上がるずっと以前から存在した、「死に向き合う文化」の蓄積。そこには、生まれ落ちて以来「死」に向かって必然的に進んでいく人類の集団的運命が反映されている。

たとえ脳内現象であり、幻想であるとしても、私たちの魂にそれが与えるある種の圧迫感、ひんやりとしたリアリティが消えてしまうわけではない。あたかも永遠に日常的時間が続くかのように擬制される、インターネット全盛の今日。臨死体験に象徴される何ものかを忘れないことで、私たちはかろうじて人間生命のある側面を担保することができるのかもしれない。そのことは、私たち一人ひとりにとって決して逃れることのできない「挑戦」に関わるはずである。

それは、いつも、「今、ここ」にある。

16 自由と主体

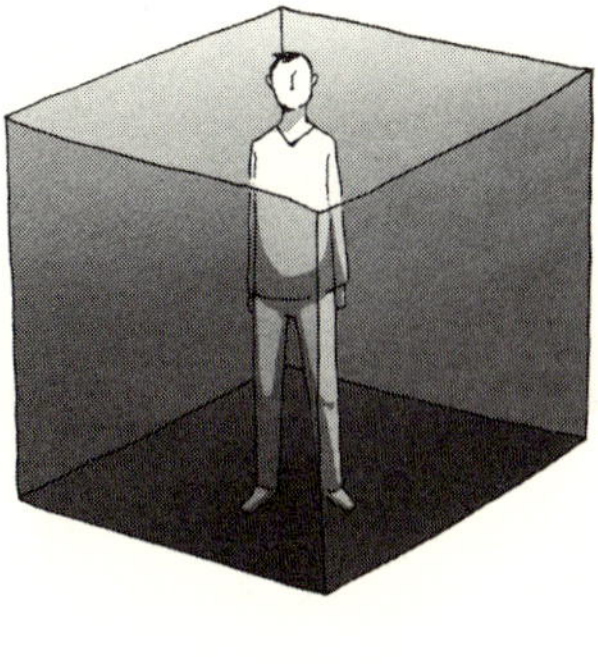

人間の脳が「挑戦」をし続けていく上で大切な条件の一つに「自由」がある。自分が自身の未来を決定することができるという「自由意志」の支えなしに、脳はその機能を発することができない。

青年は、「また次の日」があると思い込んでいる。だから自由な空気を吸っている。しかし、年老いて、あるいは病を得て「死」が近付いてくるにつれて、次第に「自由」というものが失われてくる。意識が「呼吸」をしている「部屋」が小さくなって、空気が薄くなり、精神が自由闊達《かったつ》さを失ってくる。

だからこそ、ワグナーが楽劇『ニーベルングの指環』の中で描いた英雄ジークフリートは、最後まで自分の「死」を意識しない存在でなければならなかったのだ。ジークフリートは、自分が死ぬということを意識せずに滅んでいった。「自由」を呼吸している限り、人は、死の直前まで「怖れを知らない」英雄でいられる。

その意味では、猫や犬も、英雄であるのかもしれぬ。私の愛犬は、老衰してやせたときに、家の二階のベランダでひなたぼっこをしていた。ある日、大学から帰ってきたら、私の到着を待っていたかのように、腕の中ではーっと息を吐いて死んでしまった。チコは、英雄としての「死」を死んだのかもしれない。

これまでにも触れたように、今日の脳科学においては、果たして人間の脳に純粋な意味で「自由」に未来を選択する能力があるのかどうか、疑問が持たれている。むしろ、すべてが因果的に決定されているとしても、「自由意志」は存在するという「両立説」が主流となっている。

つまり「自由意志」があるかないかということは客観的な法則性の問題ではなく、認識の問題であるということである。それは、一つの「幻想」であると言っても良い。

自由意志が「幻想」であるとしても、その認知的成立には条件があり、脈絡があり、作用がある。そして、人間が社会的な動物である以上、「自由」は社会的に構成され、さまざまな社会制度によって担保される存在でもある。

ジュリアン・アサンジが創設した「ウィキリークス」の存在が注目されている。ウィキリークスは、人間の脳が空気のように必要とする「自由」に関わる「化学反応」が、現代的な進化を遂げていることを意味するのであろう。

もともと、国家の存在は個人の自由と対立関係にある。国家の法は、個人の自由に対する制約要因になり得る。とりわけ、「死刑」を極北とする刑罰は、個人の自由に対する重大な阻害要因でもある。

ホッブズが『リヴァイアサン』において陳述したように、もし一人ひとりの人間の自由を所与のものとするならば、国家とは、すなわち、「万人の万人に対する闘争」を通してその大切な自由が阻害されることを避けるための「必要悪」に過ぎない。決して、国家がア・プリオリの存在として前提されて、その下に一人ひとりの人間がぶら下がっているのではない。そのような視点に立たなければ、ウィキリークスのような、国家の存在を相対化するような動きの評価は不可能であろう。

ウィキリークスの出現が、理論的にも興味深いのは、それが「自由」と「情報」の間の密接な関係に光を照射するからである。国家は、軍隊や警察などの「暴力装置」を持っている。あまつさえ、アメリカやイギリス、フランス、ロシア、中国といった「核クラブ」のメンバーは、合わせると人類を何回も絶滅させることができるような核兵器を蓄積している。それに対して、ウィキリークスは何らの暴力装置も持っていない。それが扱うのは、ただ、通常は国家が「秘匿」している情報のみである。情報をリークすることで、国家の作用を減衰させる。ここには、「情報」と「権力」、そして「自由」の関係についての興味深い視点が見え隠れする。

「情報」を独占することが、権力の源泉になるということはわかりやすい理屈であろう。対人関係や社会の中での「権力」は、情報の偏った流通によってこそ担保される。経済学では、情報の非対称性の改善が市場原理に対する修正として議論される。軍事の領域においては、「情報」の漏洩《ろうえい》が勝敗や生死に関わる重大事になる。

「情報」の偏在は、そもそも「私が私である」という主体性の成り立ちに深く関わっている。脳は、視覚や聴覚、味覚、触覚、嗅覚といった感覚のモダリティを通して周囲の世界のことを把握する。一方で、意識化された、あるいは無意識の情報処理が、思考や感情を支える。意識の本質的な性質の一つとして、自分の内部の情報に「アクセス」できるという「アクセス意識」がある。「私」の内部の情報に「アクセス」できるからこそ、「私」は「私」なのである。

情報流通の偏在性に支えられて立ち上がる「私」こそが、「自由」を謳歌《おうか》すべき「主体」となる。ここに、「自由」と「情報」の間の潜在的な緊張関係、一筋縄ではいかない難しさがある。経済システムにおける自由競争を考えた場合、情報はできるだけ自由に流通した方が良い。情報の流通が阻害されると、いわゆる「部分最適」に陥る可能性がある。本当は、他にもっと良い解決策があるのに、そちらに行かずに中途半端な状態が「化石」として保存されてしまうのである。昨今課題とされている日本の「ガラパゴス化」の問題は、つまりは情報流通の不足であり、部分最適の問題である。

その一方で、自由に競争して全体最適を実現する際の「主体」は、必ず何らかの情報流通の制約によって支えられるしかない。いわゆる「プライバシー」の問題は、ここに関わる。自分に関わる情報を、どれだけ、どのようなかたちで流通させるかは各主体の選択にゆだねられる。これが、「プライバシー」に関する基本的な思想である。そのようなかたちで「主体」を守らなければ、そもそも自由を享受することすらできなくなってしまう。享受するべき「主体」が消えてしまうのだ。

自由は大切であるが、しかし、「主体」の統合性を失わせるほどであってはいけない。ここにこそ、「ウィキリークス」をめぐる論争の核心がある。「国家」という主体を重視する立場からは、当然、ウィキリークスの活動に対する批判が起こる。軍事や外交、経済に関わる情報をいつどのようなかたちで公開するかを、ある程度恣意的《しいてき》に決めることができるからこそ、国家という「主体」が成立する。もし、国家に関わる情報が一切の制約なしに「ダダ漏れ」してしまったら、そもそも、国家という「主体」が成立しなくなってしまう。

情報の不完全な流通こそが、逆説的に「主体」の間のコミュニケーションを支える。二つの主体の間の交渉は、ある種の情報が隠されているということによって初めて成立する。

典型的なケースは、「クイズ」である。出題者と解答者とのコミュニケーションは、問題の解答が隠蔽《いんぺい》されているという条件の下に機能する。もし、出題の真っ最中に解答者の目前に質問の答えが提示されてしまったら、すべてが台なしになるだろう。

一般に、二人以上の主体の間の交渉が問題とされる「ゲーム理論」においては、相手の振るまいに対する情報が漏らされていないことが前提となる。二人の囚人がお互いに対する「裏切り」をするかどうかがポイントとなる「囚人のジレンマ」ゲームや、相手が提示した条件に対してそれを受諾するかどうかを判断する「最後通牒《つうちょう》」ゲームにおいては、相手がどのように振るまうかについての情報が与えられてしまっては、コミュニケーションがかえって阻害されてしまう。

コミュニケーションの円滑な進行は、共同体における「信頼感」の醸成と大いに関係がある。その、社会全体から見た善し悪しは別として、「国家」というものの運営に関わっている人たちの間には、「信頼」や「連帯」がなければならない。自分たちは仲間であるというのが、重要なエートス（根底感情）となる。たとえば、外交交渉に当たっている機関の人たちの間には、自分たちだけが特定の情報を共有しているという認識があるからこそ、「信頼」や「連帯」が生まれる。

ウィキリークスのようなかたちで情報が一般社会に漏れてしまうことは、外交に関わる人たちの一体感を損なう。そして、組織の中での相互信頼の度合いも低下する。結果として、外交当局の「主体」としての統合性や機動性は減ずるだろう。この点をとらえて、国家主義に立つ論者は、ウィキリークスの害を説く。

ここで注目しなければならないのは、「主体」と、それが持つ「自由」は、「主体」が変化することで担保されるということである。この点に注目したとき、ウィキリークスが、国家という「主体」を墨守しようとする人にとっても、決して悪一辺倒ではないということが見えてくる。

もともと、脳における「主体」の成り立ちは、時々刻々と変化している。脳はオープン・エンドなシステムであり、その学習のプロセスはどこまでも続く。「主体」としての「私」の身体的な範囲も、常に更新される。たとえば、道具を用いれば、それもまた身体の一部であると知覚される。運転者の身体意識は、「車」にまで拡張されている（「車両感覚」）。そのように不断に更新される可能性があるということこそが、人間の自由の実質的な担保となっている。更新可能性がなければ、自由も存在しないのだ。

もし、ウィキリークスが従来の国家のあり方に影響を与えるのであれば、国家がそれに対応して変われば良い。硬直化した「主体」概念は、生身の人間にとっても、国家にとっても害である。もともと、インターネットは、国境を越える性質を持っている。それは、本来的に国家による中央集権的な統制に馴染《なじ》まない。ユーチューブやツイッターなど、特定のサービスを国家が遮断しても、IPアドレス偽装などさまざまな手段を用いてかいくぐる人が出てくる。ウィキリークスのもたらした衝撃は、マクロに見れば、国家という「主体」が、新しい情報環境の出現によって変化せざるを得ないという一般状況の一つの顕れに過ぎない。

ホッブズの思想においては、国家は、個人の自由を担保するために誕生したものだが、潜在的には個人の自由と緊張関係にある存在であった。今、その「国家」という主体の概念が変化しつつある。もともと、国家なるものは幻想である。国家の運営に関わっている人たちは、一人ひとりをとれば小さく弱い存在に過ぎない。そのような卑小な存在が時に強大な権力を握るというパラドックスが歴史上繰り返されてきた。そして、今、そのような不条理な暗部に対してチェックが入り始めている。

「自由」は幻想である。幻想である以上それを生み出す文化があり、脈絡がある。自由という幻想は、脳という有機体においても、国家という組織体においても、その営みに欠かすことのできない生理作用である。ウィキリークスをきっかけとして、一つの普遍的主体概念が必要とされ始めている。それは、これまでずっと挑戦し続けてきた人間の脳にとっての、新たな挑戦の一章でもあるのだろう。

17 「自由」の空気を作る方法

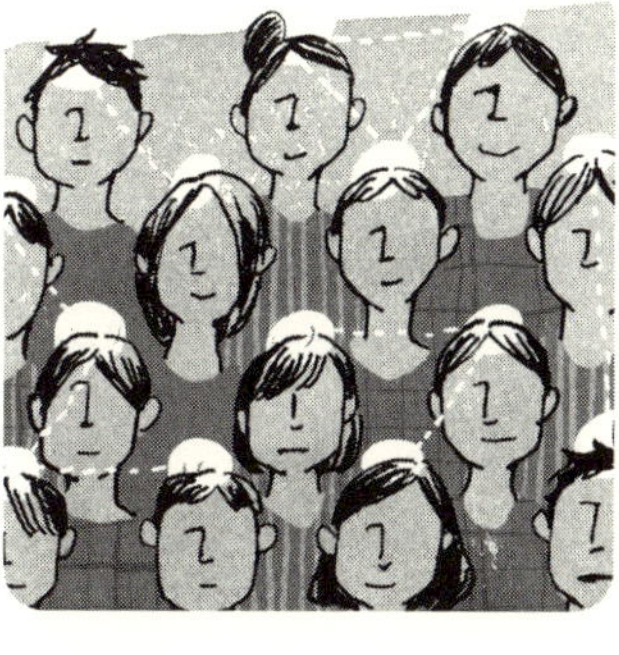

二〇一一年三月の初旬、カリフォルニア州ロングビーチで行われていたTEDという会議に参加した。忘れがたい、強烈な印象を受けた。TEDに参加することで得たインスピレーションを交えながら、16章に続き、人間の「自由」について、社会の成り立ちという視点から考えたい。

TEDは、Technology（技術）、Entertainment（エンターテインメント）、Design（デザイン）のそれぞれの頭文字をとったもので、近年はロングビーチで毎年開催されている。会議で講演するのは、ビル・ゲイツ、ヒラリー・クリントン、アル・ゴアなどの著名人や、先端的な科学者、卓越した芸術家など、世界的な注目を集める人たちばかり。

それぞれの人が、基本的に一八分という、短い時間の中で講演をする。TEDを貫くスローガンは、「広げるに値するアイデア」(Ideas worth spreading)。ただ著名というだけでは足りない。人々を動かし、社会を変え、人類の未来を開くようなアイデアが求められているのである。

集まった聴衆も、「普通」の人たちではない。それぞれが、起業家だったり、活動的な教育者だったり、あるいは見識を持ったジャーナリストだったりと、何らかの意味で世の中を変えるための努力をしている人たちばかり。会議参加は、「招待者のみ」。そもそも会議に招待してもらえること自体のハードルが高いのである。

私は、たまたま、TEDの関連イベントを主催し、東京でインターナショナル・スクールを経営しているパトリック・ニューウェル氏を通して招待してもらうことができた。おかげで、貴重な経験を積んだ。TEDには、アメリカの「文明」のあり方が、如実に表れていると感じた。TEDに参加していて、そこには、ある基本的な「エトース」があると思ったのである。

人間の持つ「自由」は、おそらくは幻想である。しかし、その幻想がなければ、私たちは生を全うすることができない。そして、一人ひとりの人間が自由を持つためには、単に脳が「健全」であるだけでは足りない。個々人の自由は、一つの脳の属性であるというよりは、脳が作り出す社会の産物だからである。

人間の知性、行動を理解する上で、脳科学が有力なツールであることは間違いない。さまざまな脳の計測手段の発達を通して、脳の働きが以前よりも遥かによく観察できるようになった。しかし、脳科学だけでは、人間の「自由」を考える上で明らかに足りない。その理由はさまざまある。最も肝要なのは、一つの脳を観察していても、社会の成り立ちはわからないということである。

近年では、コミュニケーションを取り合っている二つの脳を、同時に計測するという研究も行われるようになった。しかし、それでも足りない。一人ひとりの「自由」という幻想に影響を与える社会の成り立ちは、一つの脳に帰着できるものではもちろんないが、二つの脳の関係によって解きほぐせるものでもない。

たくさんの脳が集まって社会が作られる際の、ルール。人々が従っている「暗黙知」。どのような行動が賞讃されて、どのような行動が罰せられるか。そのような社会の成り立ちは、脳を計測しているだけでは、わかりようがない。

たとえば、子どもの学習課程をどのようにデザインするかということを考えるために、脳科学の知見を応用しようという試みがある。脳科学における知見が、学習プロセスの設計に役に立つことはもちろんである。しかし、ただ一つの脳を見ても、問題が解決できるわけではない。むしろ、脳科学の知見を、社会構造に関する洞察によって補わなければ、実効的な結果を持つことはできないだろう。

近年、社会的脳科学（social brain science）という新しい分野が注目されている。一つひとつの脳を計測し、研究するだけでなく、そのような脳が集まったときにどのような働きをするかを明らかにしようとする分野である。一つの脳の働きを機械論的にとらえる従来型の脳科学が還元論的であったとすれば、その限界を破る試みとして注目される。

社会的脳科学という発展の方向の「先」にあるのは、社会の中の人々の相互作用を、よりシステム論的にとらえる新しい学問のあり方であろう。その際、一つひとつの脳の情報処理のあり方は、社会というシステムを構成する要素となる。

コンピュータの中でどのような「ソフトウェア」が走っているかということは、一つひとつの素子を見ているだけではわからない。それと同じように、脳が作っている社会のあり方を明らかにするためには、脳内回路を記述するパラメータに注目しているだけでは足りない。一人の脳という「ミクロ」な視点だけでなく、それらの集合体としての社会という「マクロ」な視点が本質的に重要になるのである。

今、日本の社会が行き詰まっているとすれば（そして、私には明らかに行き詰まっていると感じられるのだが）、その理由と解決方法は、一人ひとりの日本人の脳の働きを記述しているだけでは見えてこない。むしろ、社会の成り立ちがどのようなもので、その中で構成員たちの脳がどのようなパラメータによって影響を受けているのか、それを明らかにしなければ始まらないのである。

ＴＥＤの話に戻ろう。ＴＥＤでの講演は、インターネット上で、その動画が無料で公開されている。講演はすべて英語でなされていて、ボランティアによって日本語を含めた数十の言語の字幕が付けられている。

「広げるに値するアイデア」というＴＥＤのスローガンに違《たが》うことなく、一つひとつの講演は、ある斬新な視点を明確に提示したものが多い。開始してすぐに「トップ・スピード」に入り、本題に触れる。日本の講演にしばしば見られるように、どうでもいいような前置きをうだうだと言うというような無駄は見られない。

日本人にとって、ＴＥＤの講演ビデオを見ることは、英語の勉強になるというだけでなくて、その講演がどのようになされ、それに対して聴衆がどのように反応しているかということを通して、アメリカという文明を支えている「暗黙知」を学ぶきっかけとなるだろう。

もちろん、アメリカの文明がすべてすぐれているというわけではない。銃による犯罪が跡を絶たないのに、銃規制に対する根強い反対があること。貧困の問題。そして、産軍一体となった「戦争遂行」のための「装置」の数々。武器の輸出を含めて、アメリカの存在が世界各地の「平和」を揺るがしているという側面があることは否定できない。

それでも、インターネットの発達を一つの中心的事象としてアメリカに爆発的に起こりつつある「新しい文明」は、注目に値する。実際にＴＥＤに参加して体感されたのは、インターネットを生み出したアメリカ文明の勢いは、まだまだ止まらないということだった。
文明力の差を生み出す「精神構造」は小さなところに表れる。TEDの参加者が首から提げるタグは、ファーストネームが目立つように大きく印刷されており、その次に小さくファミリーネームがある。「所属」や「肩書き」は、付け足しのように書かれている。参加者は、タグを見て、ファーストネームで話しかけ合う。そして、いきなりトップ・スピードで、何を考えているのか、感じているのか、そして何に興味を持っているのかを喋り始めるのである。

TEDのセッションはどれも素晴らしかった。これからの子どもたちの学びはどうあればいいのか。人類社会は、どのような方向に発展するのか？　平和を築くために必要なことは？　驚くべき発見、素晴らしい新技術。人々の心を動かす芸術表現。「広げるに値するアイデア」が繰り広げられるステージを見ているうちに、ふと気付いたことがあった。

ヒラリー・クリントンやアル・ゴアなどの、個人として注目される人たちは例外として、政府関係者は誰も来ていない。誰も、政府の役割に言及しない。政府に頼ろうともしない。政府の予算をもらうとか、もらったという話も聞かない。肩書きも、誰も気にしない。

TEDでは、一番輝いているのは「個人」として何かを考え、行い、夢見ている人たち。政府関係者が一人も来なかったのはもちろんのこと、「大学」や「大企業」に対する聴衆の反応も冷淡だった。登壇した人が、たまたま大学の関係者や、大企業のCEO（最高経営責任者）だったりすると、会場の温度が一気に下がるのが手に取るように感じられた。私を含めた多くの人たちが、会議を聞きながら同時にツイッターにつないでいたが、ある大企業のCEOがトークしたときには、「やっぱりCEOのトークはつまらない」というつぶやきが流れた。

大学関係者や大企業のCEOのトークがつまらなくなるのは、彼らが組織や肩書きなどに守られているからだろう。「広げるに値するアイデア」でガチンコ勝負するのではなく、さまざまな「言い訳」が可能な環境に身を置くと、人間はどうしても堕落する。それは、アメリカでも、日本でも、同じことである。

アメリカにも、やはり肩書き病や組織病はある。しかし、日本ほど重症ではない。TEDの会場にあふれていた、「広げるに値するアイデア」を誰が持っていて、それがどのように結び付いて、有機的に発展していくかということだけを気に懸けるという雰囲気は、日本では経験したことのないものであった。

日本人一人ひとりの脳が、もともと劣っているわけでは決してない。脳は、「自由」を空気のように吸わないと、発達することができない。日本人の脳の潜在的能力を発揮させるためには、どんな学習カリキュラムを組むかというような「ミクロ」な視点だけでは足りない。人々が、社会の中で、どのように結び付き、関係を持ち、協力していくのか。そのような「ソフトウェア」の革新が、どうしても必要である。

TEDの会期中、セッションの合間にロングビーチを歩きながら、「自由」の空気を作るための施策について必死になって考えた。私は脳の研究者なのに、どうしてこのことが死活的に重要に感じられるのだろうと自問した。その結果たどり着いたのは、「脳科学は、単独では決定的に足りない」という覚醒である。

個々の人間の脳を扱っているだけでは、全く及ばない。そのような脳が千、万、億と結び付いて生み出される相互作用のダイナミクスを見つめなければ、社会の「自由」の空気を作り出す技法は開発できない。TEDに顕れているものについて考えることは、人間の本質を見きわめるためには、いわば論理的な必然であった。

ＴＥＤで感じた「自由」と比較すれば、二周も三周も遅れてしまっている日本。その日本で、「脳が活性化する」「このドリルさえやればだいじょうぶ」といった還元主義的な言説がメディアを賑わせているのは、決して偶然ではないだろう。脳というわかりやすい「ブツ」に気を取られ、本当に大事な、社会としてのシステム論から目を逸らしている。脳の可能性を十全に発揮するためにも、日本人は一度脳から離れてみなければならないのである。

18 地震の後で

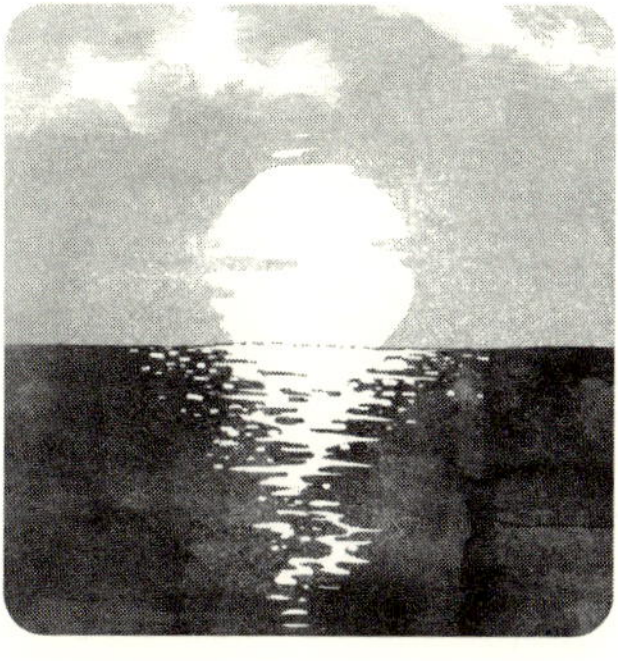

自分が生まれた国は、いつ、巨大地震に見舞われるかわからない国である。そんなことを、ものごころついたころから思っていた。

二〇一一年三月十一日。東日本に住む人間にとって、忘れられない日になった、大震災の日。この日を境に、日本という国の風景が変わってしまった。私たちは、二度と、三月十一日の前には戻ることができないだろう。日本は、深い変化のプロセスの真っ直中にある。

思えば、幼いころから、「地震」はずっと自分の意識の片隅にあった。小学生のとき、授業で、「揺れが来たらすぐに机の下に隠れましょう」と教わった。九月一日が来ると、防災訓練をした。一九二三年に関東大震災が襲った日。教室から校庭に集合して、点呼を取った。きゃっきゃとはしゃぎながら走り回っていた私たちだったが、先生の顔を見るとなぜか真剣になる心持ちがした。

いつか、巨大地震が来る。そのことを、いわば暗黙の前提として、生きてきたように思う。いつも、地震のことを考えていたわけではない。しかし、地震が起こるかもしれない、という感覚を、無意識のどこかにずっと抱いていた。日本人は、皆そんな体験を持っているのではないか。

地震についての知識も増えていった。地震の揺れには、伝搬する速度が大きい「P波」と、速度が小さい「S波」というものがある。地震の揺れは、まずはP波が到達して、その後S波が来る。その時間差が大きいほど、遠くに震源地があることになる。

地面が揺れる度に、「これがそうなのかもしれない」と思った。地面が揺れる度に、心のどこかが身構えた。そして、初期微動の継続を、身体の中で数えた。「長いかな、遠いちがあった。地面の下で巨大な蛇が動き回っていて、その凶暴さを推し測っているような気持ちがあった。

「それ」は、いつかは必ず来る。しかし、それが今日か、明日か、それともずっと先かはわからない。来ない限りは、とりあえずは平穏な「日常」を送ることができる。いわば、「執行猶予」を与えられているようなもの。しかし、いつ断ち切られるかわからない。そのような「偶有性」の待ち時間の中で、私たちは自分の人生の時を刻んできたのではないか。

二〇一一年三月十一日。この日が、「待ち時間」の終わる日になるとは、予想さえしていなかった。その日の午後、私は、地下鉄に乗っていた。「ウィキリークス」に関する論文を読んでいた。ゼミで紹介しようと思っていたのである。

電車が駅を出てしばらく行ったところで、何の前触れもなく減速し始めた。突然のことで、身体がまず衝撃を受けて、少し遅れて心がとらえた。何が起きたのだろう。停止信号かな、と思った。

やがて、電車は完全に止まってしまった。気付くと、車体が左右に揺れている。しばらく揺れて、やがて大きくなり始めた。初期微動が長い。震源地が遠いのかもしれない！ビー、ビー、ビーと、どこからか警告音がずっと鳴り響いている。何かが変だ。

やがて、大きな揺れが来た。乗り合わせた人たちが、お互いに顔を見合わせている。私は、座席の手すりにしっかりとつかまった。長い。大きい。遠い。ようやく揺れが収まって、窓の外を見た。私は、最後部車両に乗っていた。まだ、さっき出発したばかりの駅の明かりが見える。

とっさに、携帯を取り出した。電波が届いている。近くには、女性が三人いた。ニュースサイトを見ると、震源は宮城県沖とある。「震源地が遠いですね。これは、かなり大きな地震かもしれません」。私は、さっそく三人に伝えた。気のせいか、すがるような表情で私を見ているような気がする。「こういうときは、地下の方がかえって安全かもしれません」。むろん、そう言った私にしても、確信があるわけではなかった。

それから始まった重苦しい日々を、私たちの皆が知っている。打ち寄せた津波が、甚大な被害をもたらした。家が流され、コミュニティが壊滅的な打撃を受け、多くの人命が失われた。そして、原子力発電所の事故。エネルギー資源がない日本が、文明を支えるために、その危険性を知りながら依存してきた「原子の火」。便利なようで、いざ制御を失えばいかに深刻な事態がもたらされるか、私たちは今回の事故で徹底的に思い知らされた。「何が起こるかわからない」。これが、脳に与えられた環境所与である。偶有性は、しかし、時に凶暴な作用をする。巨大地震がいつ起こるかわからないというのも一つの「偶有性」であるが、その偶有性を前に、私たちは時になすすべを知らない。

ウェブ上で、どのホームページをクリックし、どのハイパーリンクに飛ぶかという楽しみに満ちた偶有性ではなく、突然やってきて、有無を言わさずすべてを流し、多くのものを奪っていく偶有性の作用。それが、決して「悪意」に基づくものではないという点に、私たちが住むこの世界の真実があった。

震災から一週間が経った日、私は、友人の白洲信哉が制作した「白洲正子展」にて、名品『日月山水図屏風《びょうぶ》』（大阪・金剛寺蔵）を見ていた。月がある。太陽が輝いている。山がある。下に、水が波打っている。何回となく見つめてきた絵だったが、今度はやはり特別な感慨があった。脈のように伝わり、重なる水の流れが、津波のように見えて、どうにも仕方がなかった。

地震をもたらし、津波を送り出した地殻の破壊。そこに至る物理的作用に、悪も邪もない。すべては、物質の間に起こる重力、電磁気力、強い相互作用、弱い相互作用の「四つの力」のなせるわざ。プレート・テクトニクスにより歪《ひず》みが蓄積し、時に、「破壊」を通してそのエネルギーが解放される。しかし、その衝撃的なプロセスが、一体いつ起こるのか、最先端の科学をもってしても予想することはできない。

本当は、私たちはみんなつながっている。自然の法則を前にしては、「生」と「死」の区別もない。生きとし生けるものがお互いに支え合い、殺し合い、食い合い、分解し、やがて次の生きものの滋養になるのと同じように、物質界はすべて連鎖の中にある。生命の気配は、万物を満たしている。『日月山水図屛風』に描かれたこの世の「真実」は、実は恐ろしいものではなかったか。

私たち人間には、後生大事なものがある。自分の生命が大切。家族が愛《いと》しい。友人たちと離されたくない。長年築き上げた生活の基盤を守りたい。それは私たちの当然の本能である。そのようにして、私たちは、自分の生命を維持する。次世代に生命を引き継ぐ。進化の長い過程で、私たちの心の中に染み付いてきたもの。自他の区別。意識と無意識。予想すること。戸惑い、ためらい、不安、恐怖。

しかし、「神の視点」から見たら、すべてはつながっている。万物は、お互いに絡み合い、作用を与え、そして時に破壊し合う。太陽も月も。山も水も。すべては結び付き、響き合っている。地震も津波も、そのような因果的作用の果てに、起こってしまった。

この世界は、最初からこのような場所だった。私たちは、因果の恐ろしい作用の中で、束の間の日だまりで日常をむさぼっていただけだった。そんな恐ろしい認識の中に、私たちは突然投げ込まれた。

しかし、私たちには立ち止まっている暇もない。命を、救わなければならない。避難生活を強いられている方々を支援しなければならない。原子力発電所の事態を、何とか収拾しなければならない。日本の電力供給のシステムを、根本から考え直さなければならない。さまざまな脆弱性や、問題点を露呈した日本の統治機構について、見直しをしなければならない。何としても、生き延びなければならない。

生き延びる。そのためにも、私たちは、自分たちの生命のあり方を、もう一度真正面から見つめ直さなければならないのではないか。私たちは偶有性の嵐に弄《もてあそ》ばれる存在である。この世に、確実なものなどない。すべては、保証されているわけではない。いつ、地球に小惑星が衝突するかもしれない。温暖化どころか、地球が寒冷化して、ヨーロッパや北米が再び氷雪に覆われるかもしれない。テロや戦争が起こるかもしれない。新しい病原菌が登場するかもしれない。何も、保証などない。世界に張りめぐらされたインターネットも、私たちの生存が穏やかで意味のあるものであることを、保証してくれるわけでは決してない。

私たちは、生命の根幹を成す「偶有性」を、その恐ろしい姿を、見据えなければならない。その一方で、バランス感覚を失ってはならない。ユーモアのセンスを心のどこかに置いていなければならない。

震災が起きて以来、私は、夏目漱石《なつめそうせき》が小説の中でしばしば使う言葉によれば「頭が悪く」なってしまって、地震のこと以外は何も考えられなくなってしまった。連日ニュースを見て、いろいろと模索し、そして受け止める。そんな中で、自分にとって大切な「意識」の問題さえ、どこかよそよそしく感じられたのだった。

回復は、突然やってきた。震災から三週間。私は、佐賀を訪れた。空港に降り立って、有明海に沈む夕陽《ゆうひ》を見たとき、「あっ」と思った。小林秀雄の言葉が、思い起こされた。太陽が美しいのは、太陽そのものが美しいからである。決して、私たちの脳が、太陽の情報を処理して、美しいという感覚を築き上げているわけではない。

私たちの命は、そして意識は、何という奇跡に満ちていることだろう。確かに、この世は時に凄まじい。何も保証されているわけではない。大切なものも、奪われていってしまうこともある。すべてはつながっている。自然法則は、生きているものと死んでいるものを区別しない。悪意や、邪念があるわけではない。いつかは衰える。破壊される。死ぬ。しかし、その凄まじい世界の中で、私たちは生きている。震える意識を持っている。美しい、夕陽が沈むその光景を目にして、涙することもある。

踊ろう、と思った。この世は、畢竟《ひっきょう》、無意味かもしれない。やがては、すべては熱的死に飲み込まれてしまうのかもしれない。永遠などない。やがてはもろもろが失われる。しかし、だからこそ、私たちは、「今、ここ」にあることの奇跡を、打ち震える魂の中でつかむことができる。

目の前のことをしっかりやろうと思った。いつか、また、「その時」が来るかもしれない。それまでの、束の間の日だまりのような日常。たとえ、それが、神さまから与えられた執行猶予に過ぎないとしても、私は、「今、ここ」があたかも宇宙の万有であるかのように、踊り続けたいと思う。

意味を問うな。踊れ。人生のさまざまなことに悩みを深化させていた高校生のときに、フリードリヒ・ニーチェに教えてもらったこと。踊ることが、生きることの偶有性に対する、最も「強靭《きょうじん》」な答えであり得ること。

意味は、重力の魔である。負けてはいけない。踊れ。目の前の人を救え。生活を、立て直せ。エネルギーの将来を、必死になって考えよ。恋せよ。酒を呑《の》め。花を見よ。愛せ。走れ。微睡《まどろ》め。空を見上げろ。「今、ここ」に没入せよ。耳に聞こえない音楽に合わせて、内側に耳を傾けて、踊れ。

日本は、必ず立ち直る。いつかまた、日だまりの中で、花を眺めて、みんなで笑えるときが来る。そのときまで、みんなで踊れ。

19 できない

二〇一一年三月十一日。あの未曾有《みぞう》の大震災以来、ずっと「できない」ということばかり考え続けている。社会の、そして国の、何よりも自分の「無力さ」について、忸怩《じくじ》たる思いの中、惑い、愕然《がくぜん》としている。

できない。やりたくても、なすすべがない。そんなことが、この世にはいかに多いことか。根本的な「無力さ」の自覚。それなしには、どんな批判も、提案も、虚しく感じる。

悪意があるのではない。怠慢なのでもない。ただ、揃《そろ》うべきものが並ばずに、できない

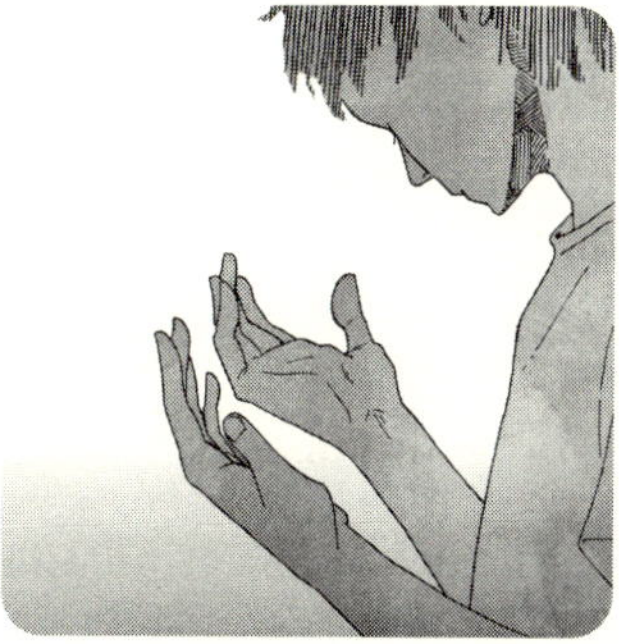

のである。傍観者の立場から批評しても仕方がない。ただ、自分自身の「できない」ことを見つめることから始めるしかない。そんなことに気付いたことで、世界の見え方が変わった。大震災が、認識の転換を促したのである。

震災前から震災後への変化。この社会で現に暮らす生活者の観点からのことだけではない。世界や自身の生命のあり方を考えるという「理論」の視点からも、重大な課題を突き付けられているように感じられる。そのことは、私たち人間の「挑戦する脳」の「挑戦」の内実が一体何なのか、ということにも大いに関連する。

振り返ってみると、一つのことが、私の世界観に深い衝撃を与え、取り返しがつかぬくらいの傷を与えているように思う。日本の社会のあり方についての一つの論点をめぐってである。

科学は、世界の中の規則性を「自然法則」というかたちで発見してきた。その結果、予想できることがたくさんある。できるだけ多くの秩序を見つけ、たくさんの事象を集め、統計的な解析をする。そのような方向性は、私たちの脳の進化を先導してきた「拘束条件」の一つであったし、文明の存在理由でもある。

一方で、私たちの生の現場には、どうしても予想できないこともある。予想できることとできないことが入り混じった「偶有性」の状況は避けられない。偶有性を避けることで、私たちの生は、やせ衰えてしまう。この点において、震災前の日本は、「ルール」や「コンプライアンス」を過剰に追求しているように見えた。その結果、日本人の生命のあり方は、確かに衰退していた。

コンピュータのプログラムならば、ルールを書き並べればその通りに動作する。一方、人間の直面する偶有性は、ルール通りにはいかない。自らの直観に基づいて判断するしかない。そして、直観の内実は、ルールで書き下すことができない。そのような視点から見て、震災前の日本の「マス・メディア」の報道の姿勢は、根本的な誤謬《ごびゅう》に陥っていたのである。

忘れもしない震災発生当日。菅直人首相は、「外国人」からの献金問題で、追及を受けていた。その数日前に、前原誠司外務大臣が、類似の問題の発覚を受けて辞任していた。その連想から、菅首相の辞任も時間の問題だと報じるメディアもあった。

私個人は、もともと、報道されていた一連の「外国人」からの献金問題が、政治的な重大事だとは考えてはいなかった。政治資金規正法第二十二条の五の立法趣旨は、日本の政治過程に対する外国の不当な影響力行使を避けるというものである。そのような立法趣旨からして、前原外相や菅首相の「違反」が、辞任に値するほどの大問題であるとは、「コモン・センス」に照らして私には思えなかった。そのような趣旨のことをツイッターなどのソーシャル・メディアを通して発信したりもした。しかし、新聞やテレビといった日本の「マス・メディア」は、あくまでも「ルール」の形式的な違反を問題にし、それにこだわっていたのである。

後世から振り返れば、「外国人献金」問題の一連の事態はそもそも取るに足らぬ些事として、忘却されるのかもしれない。少なくとも、東日本大震災という歴史上の一大事に比べれば、それは、私たちが生きる上での本質とは関係のないことであった。だからこそ、「マス・メディア」も、震災という重大な事態を前にして、あれほど騒ぎ立てていたこの問題を取り上げなくなってしまったのだろう。

前日まで、鬼の首を取ったように、外国人献金問題を報じていたメディアが、震災をきっかけに、そのことに触れなくなる。いくら理を尽くしても、説得されないように見えた日本社会の中の動かしがたい「中心」。メディアと「エスタブリッシュメント」が、がっちりと手を組んで積み上げていた牙城《がじょう》。その一部分が、震災をきっかけに手のひらを返したように変容してしまった。その急変ぶりに、私の存在の奥深いところが、ひどく狼狽《ろうばい》し、衝撃を受けたように感じる。

個別な事象に、普遍性は宿る。小さな出来事の中に、大きな問題が潜んでいる。なぜ、震災を前後したこの一連の変化が、振り返ってみて私に大きな衝撃を与えたのかと言えば、そこに人間の存在に対する理性的アプローチの限界、私たちの認知プロセスに内在する脆弱性が端的に表れていると感じられたからであろう。

そもそも、人は、理を尽くせば説得できるものなのだろうか？　言葉や論理の力で、人の心は動かせるものなのか？　私の胸の中には、大いなる疑いがある。アイデアの自由市場の中で、文化的遺伝子（ミーム）が鍛え上げられていく。そのような文明の進歩史観が、たとえある程度は有効なものであるとしても、私たちの中には、それではいかんともしがたい、動かしがたいものがある。

悪意があるわけではない。怠慢なわけでもない。ただ、単に、できないのである。

わかっていても、できない。そんなことが、この世の中には実はたくさんあるのではないか。社会的不正や、経済システムの非効率や、局所的最適に過ぎない状態への「化石的」な固執。そのような状況が、関係者の悪意や怠慢によるものではなく、ただ単に、「できない」という不適応の結果であるとするならば、私たちはそもそもこの世界について考えるその大前提を、考え直さなければならない。

日本人について、近年言われ続けてきたこと。「失われた十年」。「失われた二十年」。「ガラパゴス化」。そんな中、明らかになってきた日本の病理。たとえば、ペーパーテストの点数に固執した大学入試のあり方。あるいは、世界に例を見ない「新卒一括採用」の不条理。または、「記者クラブ」制度の不可思議。これらの問題について現状を批判する人は、往々にして、関係者の「悪意」や「怠慢」があると思い込んできた。私もまたそうであった。

しかし、震災をきっかけに、ものの見え方が変わった。悪意があるのではない。サボっているわけでもない。ただ単に、できないのである。悪意や怠慢ではなく、純然たる能力不足。そのことこそが、日本の今日の問題点であると、私の中で確信された。

日本の大学関係者は、志願者の資質を深く掘り下げて判定するような面接をする技術や、リソースを持っていない。日本の企業の人事担当者は、大学を卒業見込みの人以外の、非典型的な志願者の評価をするノウハウを持たない。そして、日本の多くの「ジャーナリスト」たちは、「記者クラブ」という護送船団の中で記事を書く以上の能力を持っていない。

他人のことばかり言っていても仕方がない。私自身も同じである。日本の学者や表現者は「内弁慶」である。マンガやアニメなどの作者を除いて、殆どが日本語のマーケットの中で閉じている。もっと、英語の本を書いて、グローバルなマーケットでアピールするようでなければダメだ。そんなことを言いながら、自分自身もなかなか英語の本を書けないでいる。何度もチョコマカと書き始めるのだが、最後まで終わらないのである。

3・11の大震災の後、しばらく何も手につかず、毎日関連のニュースばかりを見ていた。こんなことではダメだ、何か自分にできることをしなければと思った。そこで思い立ったのが、日本人の視点から、今回の震災のことについて記述し、同時に日本の歴史や文化、日本人の考え方についての本を、英語で書くことだった。

今まで、何度も書こうと思って挫折《ざせつ》したが、今回は、その思いがより強くなった。未曾有の災害。津波が家々を飲み込む様子が、脳裏に焼き付いて離れない。日本人の誰かが、このことについて書く必要があると思った。義務さえあると考えた。そして、本格的に書き始めた。

どうやら、今度ばかりは本気だ。その作業が本格化する中で、一つわかったことがあった。できない。ただ、単純に、できない。そう簡単に、英語で本を書くことなどできない。英語の論文を読むこと、書くこと、英語で議論することはできる。しかし、英語で、人々が面白いと思い、市場である程度の読者を獲得し、良い批評を得るような本を書くことのハードルはきわめて高い。なぜ日本から、その独自の思想を英語で問うような動きがもっと出ないのか。やらないのではない。単純に、できないのだ。

私自身を含め、日本で教育を受け、日本に拠点を置く多くの学者、表現者は、時折英語で論文を書き、学会に出かけていって英語で議論するくらいのことはするが、あとは国内で活動するくらいのことしかできない。もちろん、英語圏に移り住み、現地で活動する人たちもいる。でも本当は、東京や大阪に拠点を置いて英語で思想のグローバル・マーケットに参入する人たちが出てきても良いはずだ。

なぜ出ないのか。悪意や怠慢でやらないのではない。単純に、できないのだ。なぜ、日本発の世界的なインターネット・ベンチャー企業が出現しないのか？　やらないのではない。できないのだ。

果たして、私たち日本人の能力は、グローバル化した今の世界に適応しているのか。真剣に問い直す時期が来ているのではないか。「できない」という現状の認識を、私たちはもっと突き詰めていく必要があるのではないか。

家々が津波に襲われ、飲み込まれていく映像を見たときに私たちが感じた底知れぬ無力感。どう抵抗しても、どんなに逃げようとしても避けることができない。あの「できない」という圧倒的な感覚を、私たちの日常に接続する。自分たちの「できない」の核にあるものを見つめ直す。そのことで、私たちは初めて、本当の意味での復興、新しい日本の建築へ向けての一歩を進めることができるのではないか。

私たちの脳は、挑戦する脳である。新しいことに挑んでいく。しかし、何もかもが可能なわけではもちろんない。私たちの存在のど真ん中に、「できない」ということが重く硬く存在し続けている。

私たちが、ついには病み、老い、あるいは傷付き、死んでいくということ。そこには、ついには「自由」な「意志」など持ちようのない、私たちの生命の本来の在り様が投影されている。その重苦しさをいったんは引き受けた上でなければ、生きることの軽やかなステップは戻ってこないだろう。

私たちの日常を回していくたくさんの「できる」に惑わされることなく、「できない」を間違いなく見定める。自分の核にある「できない」ことをまずは自覚することから、自分の「できる」の塊を解きほぐし、やわらかく揉《も》んで、しなやかな命の跳躍への導きが始まる。

20 リヴァイアサン

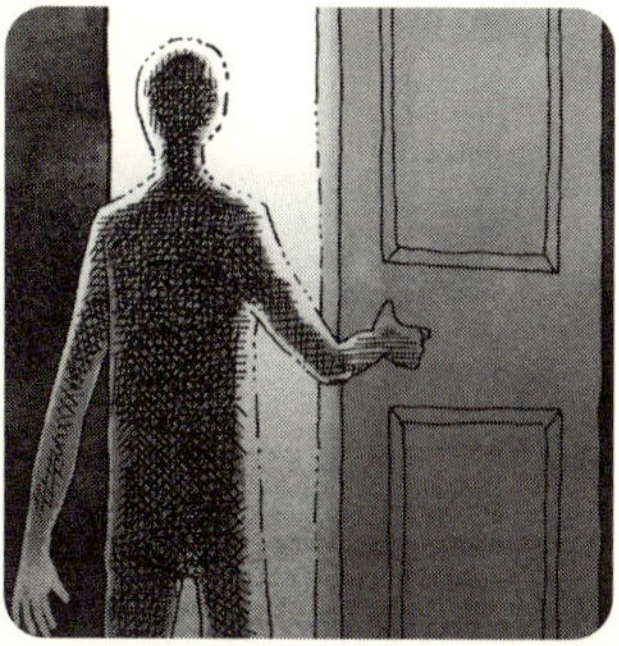

「リヴァイアサン」というのは、旧約聖書に出てくる海の怪物のことである。
十六世紀から十七世紀にかけて活躍したイギリスの哲学者、トマス・ホッブズは、この怪物をその著書のためのメタファーとして使った。たくさんの人からその身体が構成された巨人が地平線の向こうに立つ有名な口絵がある。
『リヴァイアサン』の中で、ホッブズは、人間はもともと「万人の万人に対する闘争」の状態にあったとした。誰もが自らの生存を目指し、利益を図り、そのためには他人を犠牲にすることを厭《いと》わない。そのような「自然状態」は余りにも耐えがたいので、人間はそのもともと持っていた自然な権利を「政府」に譲り渡す。そのようにして形成された政府は、一つの「リヴァイアサン」として自由に意志を決定し、行動するようになる。

以下では、さまざまな価値観や秩序に縛られずに、自由に自分の行為を決定する主体を「リヴァイアサン」と呼ぶことにする。もちろん、どんな主体に対しても、規制や縛りがゼロということはあり得ない。リヴァイアサンは、実際にはさまざまな程度の主体を含む「スペクトラム」としての概念である。そのスペクトラムの極北に、何にも縛られずに自らの行為を決定する理想化された「リヴァイアサン」が存在する。

ホッブズの理論は、いわゆる「社会契約説」の範疇《はんちゅう》に入ると考えられる。もともと自由で、あらゆる権利を持っていた人間たちが、「万人の万人に対する闘争」を避けるために、契約を結んでその権利の一部をリヴァイアサンたる「国家」に譲り渡す。国家の秩序を成り立たせているのは「法」である。国家は法を定め、個人は法に従う。個人は、法に抵触しない限りにおいて、自由に行動することができる。一方、国家の行為については、そのような縛りがない。まさに、地上に存在する唯一の「リヴァイアサン」として、国家は自らの行動を選択し続けるのだ。

リヴァイアサンとしての国家どうしがぶつかれば、当然「万人の万人に対する闘争」が再現される。戦争は、リヴァイアサンどうしのむき出しの実力のぶつかり合いである。国際法は存在するが、あってなきようなもの。「万人の万人に対する闘争」が国家のレベルで再現されたときにどのようなことが起こるか、その惨禍を人類は何回も経験してきた。

9・11テロの首謀者とされるオサマ・ビン・ラディンをアメリカの特殊部隊が殺害したというニュースは、国家が「リヴァイアサン」であることを思い起こさせる「事件」だった。法律に基づいて処罰するのではなく、実力を行使して殺害してしまう。民主主義の新しい希望として登場したオバマ大統領が、ヒラリー・クリントン国務長官ら政府の要人が居並ぶ「シチュエーション・ルーム」で、その一部始終を遠隔モニターし、殺害の指示を出している光景を映し出した写真は、歴史的な一枚となった。

アメリカのような実力を持った国であれば、事実上何でもできる。国際法上の疑義が呈されるにしても、それはせいぜいアカデミックな論点に過ぎない。インターネットが地球を覆い、一人ひとりの市民が歴史上かつてない自由を享受するようになった二十一世紀初頭の世界の中で、私たちは国家が依然としてリヴァイアサンであることを思い知らされ続けている。

リヴァイアサンであるということには両義性がある。一方で、それは、有機体としての「生命」の自然な発露であり、発展のエネルギーであり、そして自己実現のプロセスである。リヴァイアサンであることは素晴らしい。私たちは一人ひとり、リヴァイアサンとして人生を始めるのではなかったか。赤ちゃんの烈《はげ》しい要求。幼児の傍若無人。リヴァイアサンであることは、生きることの基本である。

一方で、リヴァイアサンは、普遍的価値、既存の秩序に対する挑戦でもある。それは、邪悪な精神の乗り物にもなり得る。独裁は、多くの人々に不幸をもたらす悪のリヴァイアサンである。そもそも、リヴァイアサンを前に善悪を説くことは虚しい。そのような既存の何ものかから離れたところにこそ、リヴァイアサンの呼吸する空気が存在するからだ。

リヴァイアサンは、生きものとしてのあり方の基本である。従って、時代が流れれば、その「怪物」はかたちを変え、場所を移して何度も出現する。もともとは、すべての生きものが、何にも縛られずに自らの意志でその行動を決定する「リヴァイアサン」性を持っている。リヴァイアサンになるということは、いわば、生きものとしての（正確に言えばおそらくは想像された）「始原」に戻るということを意味するのだ。

リヴァイアサンでなければ、輝かない。そんな時代が来ているように感じる。このところの世界の動きを見ていると、社会契約が解きほぐされ、普遍な価値が自明ではなくなり、秩序に従う「優等生」がくすんでしまう、そんな状況の変化が訪れているように思われるのだ。

国家は、もともとリヴァイアサンとしての性格を持っている。「自由」や「民主主義」という価値を説き、時には（武力をもって）押し付けるアメリカのような国は、批判はされていても、多くの場合結果として現実の状況を変えてしまう。「国際法の秩序の下の行動はこうあるべき」という良心の声は大切だが、アメリカの「傍若無人」な行動の前には影が薄い。そして、結局は、アメリカだけが輝かしい存在として残っていく。

急速に大国として台頭してきた中国も、またリヴァイアサンである。アメリカが説く「自由」や「民主主義」といった普遍的な価値も、中国の現実主義者たちにとっては馬耳東風。一二億の民が安定して食べていくためには、「自由」や「民主主義」など知るかと、自分たちのやりたい放題をやっている。人類普遍の価値を体現するはずのノーベル賞も、中国当局にとっては何ものでもない。劉暁波《りゅうぎょうは》がノーベル平和賞を受けたときにも、中国政府は恐れ入るどころか意に介さなかった。それどころか、対抗して「孔子平和賞」を創設すると発表した。

すべての価値は相対的であると説くことほど虚しいことはない。それは情報量が「ゼロ」だからである。自由や民主主義といった価値には、人類が長い歴史の中で獲得してきた、苦難の歴史がある。中国も、その経済発展に伴って人々の意識が変化すれば、自然に自由や民主主義を求めることになるだろう。その意味で、劉暁波に対するノーベル平和賞の授与は、開拓者的だったと後に評価されるに違いない。

一方で、中国政府がノーベル賞の権威に屈しない態度の中には、リヴァイアサンとしての勢いがある。日本人のように、自分たちでは何も判断できず、外から与えられた「ノーベル賞」という権威に、ただありがたくひれ伏すよりは、よほど生物としての根源的なエネルギーに接続しているとも言える。中国政府の頑さに手を焼いている欧米の視線の中にも、その一部にはリヴァイアサン性に対する賞讃の眼差しがあるはずだ。

それが国際法上どのように評価されるかとは関係なく、9・11テロの「首謀者」を見つけ出し、殺害してしまうアメリカ政府。ノーベル賞の権威を屁《へ》とも思わない中国政府。これらの政府の振るまいは、国家のそれであるという点において、ホッブズが『リヴァイアサン』の中で想定していた一連の事態の範疇である。注目されるべきなのは、国家以外の主体もまた、リヴァイアサン性を取り戻しつつあるように見えることだ。

一個人、ないしは少数の人間からなる組織が、リヴァイアサンとしての国家に対抗しうることを示したのが、ジュリアン・アサンジが創設した「ウィキリークス」であった。ウィキリークスは、たとえそれが民主的に選ばれた政府であっても、国家という存在の背後にほの暗い秘密が隠されていることを明らかにした。国家に対して、性善説を採用することはできない。これは、ある意味では、当然のことである。

国家という存在の脆弱性を示すことで、ウィキリークスは少なくとも情報という圏内において国家と対等な関係になり、ジュリアン・アサンジはリヴァイアサンとなった。アサンジが一種のヒーローとなり、カリスマとなったのは当然であろう。トマス・ホッブズ以来の国家と個人の間の潜在的な緊張関係の神話に、アサンジが新しい生命を吹き込んだのである。

アサンジのように、明示的なかたちで国家と対立するのではない場合でも、既成の価値観や秩序の破壊者としてリヴァイアサンになる者もいる。「フェイスブック」の創始者、マーク・ザッカーバーグが一例である。ザッカーバーグは、ハーバード大学在学中にガールフレンドに振られたことをきっかけに、女性の顔写真を比較して「どちらが魅力的か」投票するサイトを作ることを思い付く。そして、大学のサイトに侵入して、そこにあったプロフィール写真を大量にダウンロードしてしまう。ザッカーバーグが設置した「違法」なサイトは、たくさんのアクセスを集めて大騒ぎとなった。「フェイスブック」の始まりである。

ハーバード大学側はザッカーバーグを懲罰しようとしたが、結局はおとがめなし。その後も、ザッカーバーグは次々と「やらかす」ことになる。フェイスブック上に記載された個人情報を、原則「公開」とするというプライヴァシー設定の変更を、何の予告もなく実施したり（後に撤回）、日本企業の好きな「コンプライアンス」とは程遠いリヴァイアサンぶりを、ザッカーバーグは発揮してきた。それでもフェイスブックはユーザーたちの支持を集め、今や最も成功したネット・サービスの一つとなり、ザッカーバーグは億万長者になっている。

アサンジやザッカーバーグのように、個人として「リヴァイアサン」となる存在が出てきた背景には、言うまでもなくインターネットという新しい情報環境の存在がある。そもそも、インターネットは既存の価値観や秩序を破壊するというかたちで発展してきた。「著作権保護」といった既存の法秩序には、もちろんそれなりの合理性があり、そして歴史的経緯がある。しかし、これら旧来の秩序は、下手をすれば、ネットがもたらしつつある新しい文明の発展を阻害する、「アンシャン・レジーム」に堕しかねない。

アサンジやザッカーバーグは、インターネットがもたらしつつある新しい文明の象徴である。社会の移行期には、リヴァイアサンが輩出する。革命は、その定義によって、リヴァイアサンによってしか成し遂げられない。既存の秩序という社会契約から自由になってフリーハンドを持つからこそ、革命の担い手となることができるのだ。

リヴァイアサンとならなければ、輝かない時代。「挑戦する脳」にとっての、新しい地平が開けつつある。自由がたとえ幻想だとしても、その空気なしに私たちの意識は一瞬たりとも機能し得ない。リヴァイアサンをもたらすのは、個人の覇気などではなく、因果的決定論の下で脳の動作を条件付けるさまざまな因子。私たちは「リヴァイアサン」を育む環境について、真剣に考えるべき時代を迎えている。

あとがき

人間は、なぜ、挑戦し続けなければならないのだろう？　挑戦を重ねずには、いられないのだろう？

その理由は、端的に言えば、「新しい風景」を見たいから、ということに尽きるのではないかと思う。

金属ナトリウムを水に入れると、最初は活発に反応するが、やがて皮膜ができて反応は低下する。私たちは、この世界に生まれ落ち、最初はさまざまを新鮮に受け止めているけれども、やがてそれらの強い印象も低下していく。

脳の中の神経細胞は、何度も同じ刺激を提示されると、次第に「馴化《じゅんか》」が起こり、活動レベルが低下してしまう。一度目が一番大きく活動する。二度目、三度目と同じ刺激を提示されると、一度目ほどの活動を見せない。

だから、オープン・エンドで学び続けるという脳の潜在的能力を十全に発揮するためには、ぜひとも、「新しい風景」の中に身を置き続けなければならない。挑戦することで、私たちは、世界の新しい切り口を見いだす。そのことで、生命自体が更新されるのだ。

かのアルベルト・アインシュタインが、「感動するのを忘れた人は、生きていないのと同じである」という趣旨の発言をしているのは、このような生命の更新原理に関わるのであろう。

単純な刺激提示の場合には、ある程度間を置けば、「馴化」の効果も消滅し、再び神経細胞の活動は高まる。つまり、昨日提示された刺激を、日を改めて提示すれば、神経細胞は再び大きな反応を見せるのである。

しかし、脳の記憶のシステム全体としては、より長期の固定化に向かう働きがある。正真正銘の「生涯で初めて」でなければ、最大の活動が見られない、そのようなケースも存在するのだ。それは、私たちの存在の根幹とも言える情動系の機能と関連する。

脳の中には、ドーパミンという神経伝達物質がある。ドーパミンを放出する神経細胞は、何かうれしいこと（報酬）があったときに活動する。しかし、ただ報酬があれば良いというわけではない。ドーパミンの放出量は、「意外な」報酬があったという、「差分」を反映しているのだ。

だから、すでに知っている報酬では、ドーパミン細胞はさほど活動しない。生涯で初めての、斬新なる刺激においてこそ、ドーパミン細胞は最大の活動をするのだ。

シンプルな例を挙げよう。ビールを飲むとドーパミンが出る。しかし、日常におけるその放出は、生涯で初めてビールを飲んで、その経験したことのない味に向き合ったときには及ばない。得体の知れないものこそが、脳の報酬系を最大限に活性化し得る。だからこそ、最近の日本社会で大はやりの「ルール」や「コンプライアンス」で自身や他人をがんじがらめにしてはいけないのだ。

生涯で初めてのビールのような、得体が知れず、それでいて胸がわくわくする、そんなものを求め続けること。「挑戦する脳」を、飲食にたとえれば、そのようなことになる。

かつて「新鮮」だったものも、時が経てばどんどん様相が変わってくる。あるいは、深まっていく。だからこそ、「挑戦」を通して新しい様相を求め続ける。そのような無限運動の中にしか、私たちの生活はない。

挑戦することは、私たちの存在理由そのものである。かつて、ルネ・デカルトは、「我思う故に我あり」と看破した。私たちは、ここに、「我挑戦する故に我あり」と高らかに宣言する。

そもそも、世界そのものが不断の挑戦の中にある。この本のもととなった集英社「青春と読書」上の連載期間にも、世界は揺れ動き、変わり続けた。私たちが眺める「風景」はどんどん移ろい、私たちが直面する挑戦も、変化し続けた。

「挑戦する脳」をいきいきと保つためには、今までの文脈を離れた新しい事象に対して、それに向き合う嗅覚と勇気が必要である。知識のある人ほど、すでにエスタブリッシュされた古典の上にあぐらをかくという怠慢に陥りやすい。新しい事象は、常に危うく、その評価は、定まっていないからである。しかし、定まっていないからこそ、真剣に向き合う価値がある。そのことを忘れない人は、何歳になっても若い精神を保つ。

連載をしている時点において、ジュリアン・アサンジが率いる「ウィキリークス」や、中国政府がノーベル賞の権威を無視するといった事象は、明らかに質的に「新しい」ことであった。ジュリアン・アサンジは、時代が生み出したヒーローのように見えた。グローバル化の中で、相対化されつつあった「国民国家」という枠組みを揺るがすことが、地球的文脈における私たちの生命をいきいきと更新するかのように感じた。中国政府が、その国内で人権や自由を抑圧していることはどう考えても非難されるべきことだと思われる。その一方で、日本人が水戸黄門の「印籠」のようにその前で思考停止してひれ伏す「ノーベル賞」という権威を、中国政府が軽んじたことは、生命本来の躍動から言えば、むしろ痛快ですらあった。

それらの出来事があったのは「昨日」であり、私たちは「今日」を生きている。かつては斬新な切り口であったものも、いつの間にかくすみ始める。ジュリアン・アサンジは、今も、スウェーデン政府が要求する引き渡し請求に対して、そのような罪は犯していないと抗弁して、イギリス国内で戦っている。中国政府の人権抑圧は、続いている。そして、当時は新鮮な切り口を提供するかに見えた「ウィキリークス」も「ノーベル賞拒否」も、一回りしてもはや世界の容易なことではない複雑さの中に、取り込まれようとし始めている（英最高裁は二〇一二年六月アサンジの異議申し立てを棄却した）。

その後、「ウィキリークス」に代わって、世界の報道の表舞台に出続けているのは、匿名のハッカー集団「アノニマス」である。さわやかな弁舌のジュリアン・アサンジが象徴となったウィキリークスに比べて、顔が見えないアノニマスは、格段の印象を結びにくい。また、その活動も、主権国家の横暴を相対化したウィキリークスに比べると、思想的に肯定しにくい。

時折、それまでの世界観を更新し、新鮮な視点を提供するかに見える運動が「降臨」する。それらの運動は、私たちの世界の見え方を新たにし、そして生きることの現場の中に、さわやかな風を吹き込ませる。

しかし、リフレッシュの効果は永続するのではない。世界という回り舞台は、次々と新しい光景を見せてくれる。とりわけ、インターネットの発達により、世界が密な相互関係性の下に結ばれた現代においては、一年が七年に相当する「ドッグ・イヤー」と言われるごとく、風景は次々と変化する。昨日新鮮だった切り口も、今日はもう、陳腐で色あせて見える。

私たちが移り気なのが悪いのではない。私たちは、本来的に、「自由」になりたいのだ。

冷戦終結期に、アメリカの政治学者フランシス・フクヤマは、その著作『歴史の終わり』の中で、民主主義と自由経済の最終的な勝利を宣言した。かつて、中世ドイツに「都市の空気は自由にする」(Stadtluft macht frei) ということわざがあったように、人類の歴史は、つねに「自由」を求めてきたようにも思われる。そして、この「自由」という概念は、突き詰めると、さまざまな問題点を含んでいる。

人間には「自由意志」(free will) があるのかないのか。直観的には、私たちはみなそれぞれ自由意志を持っているように感じられる。むろん、無制限というわけではない。しかし、たとえば昼食の選択としてそばがいいか、うどんがいいかと言われたときに、どちらも選ぶことができる、というような日常生活的な意味において、自由意志は存在するように思われる。

しかし、自由意志は、因果的決定論との間で衝突を起こす。もし、私たちの脳や身体を含めて、すべての物質の振るまいは因果的法則によって決定されているのならば、私が昼食にうどんを選ぶか、あるいはそばを選ぶかということは、「自由意志」の介入なしに、因果的に閉じたかたちで決まっているのでなければならない。

現代の科学において、「自由意志」をめぐる議論は、「両立説」というかたちで一応の決着をみている。私たちの脳や身体の振るまいは、因果的に決定されている。しかし、そのことと、私たちが「自由意志」を持つということは、両立する。すなわち、「自由意志」は、いわば一つの「幻想」（illusion）のようなものである。しかし、何かが幻想であるということは、それが、私たちの生の現場において切れば血が出るようなリアリティを持つということとは、一向に矛盾しない。

意識の中には、さまざまな質感（クオリア）がある。たとえば、目の前のリンゴを見れば、「赤」のクオリアが感じられる。この赤のクオリアは、脳の中の、特定の神経細胞の活動によって生み出されているものと考えられる。その際、少なくとも、赤のクオリアを生み出す直接の原因となる初期視覚野から高次視覚野への神経活動と、そのような赤のクオリアを認識する前頭葉を中心とする「私」という主観性のネットワークの両方が必要である。

リンゴの赤がクオリアとして感じられるように、「自由意志」もまた、一つのクオリアとして感じられる。私たちは、自分が自由に振るまうことができる、選択の余地があるということを、ある感覚としてとらえている。「自由意志」のクオリアは、「赤」のクオリアが感じられるメカニズムと同様、前頭葉を中心とする「私」という主観性のネットワークが、脳の他の部分を「メタ認知」することによって、成立しているのである。

自分自身が自由であるという感覚は、私たちの精神の健康にとって欠かせない。それは、自らの責任と才覚によって将来を選び取り、その結果を自分のこととして引き受けるという、福沢諭吉の言う「独立自尊」の精神にもつながる。

「自由意志」のクオリアは、すなわち、一つの脳内モニターである。自分自身が、今、どのような状況に置かれているのか。いかに世界を感覚し、認識しているのか。欲望はどこにあるか。夢は何か。不安は何か。その上で、どのような選択肢があるのか。自分には、それを成す、少なくとも挑戦するスキルがあるか。そのようなさまざまな視点からの、いわば脳の総合的「健康診断」の結果が、自由意志のクオリアとして結実する。

もちろん、自由は個人の脳だけに帰着されるものではない。それは、社会的変数でもある。なぜ、アメリカではツイッターやフェイスブックのようなベンチャー企業が誕生するのに、日本では前途ある若者が金太郎飴のようなリクルート・スーツを着て、「新卒一括採用」というブラック・ホールの中に吸い込まれていくのか。なぜ、日本の社会の中には「閉塞感」が漂っているのか。すべては、社会的相互作用を受けて、私たちの脳が表象するさまざまを反映した「メタ認知」の結果である。

それでは、「自由」という「空気」を作り出す条件とは何か？　「自由」の社会的果実を見れば、自ずから答えはわかってくる。すなわち、「自由」とは、「発明」であり、「発見」であり、「イノベーション」である。もちろん、昼食に何を食べるか、というような「小さな自由」もあるし、大切である。しかし、よりマクロな意味で、社会の中での「自由」の空気を生み出すものは、今までにないものの「発明」であり、未だ解明されていない真理の「発見」であり、社会のあり方を変える「イノベーション」なのである。

狭い意味での科学や技術だけが、問題領域なのではない。今までにない形式の小説を書くこと、斬新な映画を作ること、困窮する人を助けること、学習困難者を支援すること、非典型的な脳が社会の中でより生きやすくすること、少数者が多数者によって圧迫されないようにすることも発明であり、発見であり、イノベーションである。自由は、立ち止まらないことによってこそ、担保される。もちろん、古典も大切である。しかし、「温故知新」というように、新しいものの登場によってこそ、古典はそのコントラストの中に輝きを増すのだ。

「挑戦する脳」は、一つの「空気製造器」であり、「空気清浄機」である。挑戦をし続けてこそ、社会の中に「自由」という空気が生まれるのだ。得体の知れないものに向き合うこと、リスクに適切に対処することは、「挑戦」する上で欠かせない。何も、無防備にやれというのではない。リスクがあっても挑戦することには、最高の知性を必要とするのだ。

日本社会のあり方について、心ある人たちは警告を発している。私たちは、将来への不安の余り、リスクをとることを恐れていないか。過剰なまでの「ルール」や「コンプライアンス」の追求で、自由の空気を薄くしていないか。その息苦しさの中で、少数派や、弱い者、非典型的なものへの寛容さを失っていないか。「自由」の空気を失うことで、一番損をするのは私たち自身である。

アルベルト・アインシュタインは、人生最後の二二年間をアメリカで過ごした。冷戦期、「マッカーシズム」の嵐が吹き荒れ、「共産主義者」に対する迫害が起こったとき、「自由」のために、断固そのような動きを拒否した。その結果、「非国民」扱いをされても、アインシュタインは揺るがなかった。

「自由」の空気を作り続けることは、創造的に生きるための唯一の方法である。この本が、日本において、「自由」な空気を作るための、ささやかな一助になりますように。私は、これからも、「自由」の空気を作り出すために努力していきたいと思う。自分自身の、たった一度の人生のためにも。

「青春と読書」の連載中、また、今回、本にまとめるに当たって、集英社の鯉沼広行さんには大変にお世話になった。著者にとって、編集者は最初の理想化された読者であり、そして執筆の「自由」という空気を作って下さる存在でもある。

鯉沼さん、本当にありがとう。

二〇一二年五月、仕事で訪れた沖縄にて

茂木健一郎

初出／「青春と読書」（二〇一〇年一月号〜二〇一一年八月号）
本文デザイン／バルコニー

茂木健一郎（もぎ けんいちろう）

一九六二年生まれ。脳科学者。東京大学理学部、法学部卒業後、東京大学大学院理学系研究科物理学専攻課程修了。理学博士。理化学研究所、ケンブリッジ大学を経て、ソニーコンピュータサイエンス研究所シニアリサーチャー。『脳と仮想』で第四回小林秀雄賞、『今、ここからすべての場所へ』で第十二回桑原武夫学芸賞を受賞。著書に『欲望する脳』『化粧する脳』『熱帯の夢』、共著書に『空《くう》の智慧、科学のこころ』他。

挑戦《ちょうせん》する脳《のう》

二〇一二年七月一八日 第一刷発行
二〇一三年二月一〇日 第六刷発行

集英社新書〇六五一G

著者……茂《も》木《ぎ》健《けん》一《いち》郎《ろう》
発行者……加藤 潤
発行所……株式会社集英社
東京都千代田区一ツ橋二-五-一〇 郵便番号一〇一-八〇五〇
電話 〇三-三二三〇-六三九一（編集部）
〇三-三二三〇-六三九三（販売部）
〇三-三二三〇-六〇八〇（読者係）
装幀……原 研哉
印刷所……大日本印刷株式会社 凸版印刷株式会社
製本所……加藤製本株式会社

定価はカバーに表示してあります。

ISBN 978-4-08-720651-7 C0240

Printed in Japan

a pilot of wisdom